Neurologie, Psychiatrie und Psychosomatik

Eine kurzgefasste, prüfungsrelevante Darstellung unter
Berücksichtigung des Lernzielkataloges für die Pflegeberufe

Wichtiger Hinweis

Die Neurologie und Psychiatrie unterliegt wie die meisten medizinischen Fächer einem stetigen Wandel. Die Autoren dieses Werkes haben desshalb größte Sorgfalt darauf verwendet, daß die gemachten Angaben dem derzeitigen Wissensstand bei Drucklegung des Buches entsprechen und neueste Erkenntnisse einfließen.

Alle Angaben zu Statistiken, Medikation und Therapieverfahren sind mehrfach überprüft und entsprechen den gängigen Angaben. Sollte sich trotzdem einmal ein Fehler eingeschlichen haben, so teilen Sie dies bitte dem Verlag mit.

Alle Rechte, insbesondere das Recht der Vervielfältigung und Verbreitung sowie der Übersetzung in fremde Sprachen vorbehalten! Kein Teil des Buches darf in irgendeiner Form (insbesondere Fotokopie) ohne schriftliche Genehmigung der Verfasser reproduziert werden.

Autoren und Verlag appellieren an jeden Benutzer, ihm etwa auffallende Ungenauigkeiten oder Fehler dem Verlag mitzuteilen.

Gedruckt auf 50% Recycling-Papier und 50% TCF

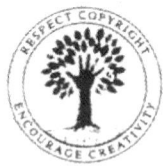

Satz und Layout: Haus & Gross Verlagsgesellschaft mbH, Völklingen
Grafiken: Karl Heppe, Wiesbaden; Heinfried Spannknebel, Bochum
Umschlaggestaltung: Heike Mathis, Saarbrücken
Fachlektorat und Beratung: Sabine Houy-Schäfer, Winterberg-Kliniken Saarbrücken
Orthographisches Lektorat: KKF, Dillingen
Druck: Bliesdruckerei, Blieskastel

Herausgeber und Verfasser:

Dr. Christoph Eichhorn   Eric Haus   Steffen Gross

Bestellmöglichkeiten:

per Post	per Telefon	per Telefax	per E-Mail
Verlag Haus & Gross Karlstrasse 45 80333 München	0 89 / 53 83 307	0 89 / 53 83 309	info@hausgross.de

Internet:

http://www.hausgross.de

Die „Weiße Reihe" umfaßt zur Zeit folgende Bände:

BAND 1   ANATOMIE UND PHYSIOLOGIE

BAND 2   MIKROBIOLOGIE UND HYGIENE

BAND 3   ARZNEIMITTELLEHRE

BAND 4   INNERE MEDIZIN

BAND 5   CHIRURGIE

BAND 6   STAATSBÜRGER-, BERUFS- UND GESETZESKUNDE

BAND 7   GYNÄKOLOGIE UND GEBURTSHILFE

BAND 8   NEUROLOGIE, PSYCHIATRIE UND PSYCHOSOMATIK

BAND 9   CHEMIE, PHYSIK UND STRAHLENKUNDE

BAND 10   KINDERHEILKUNDE

BAND 11   PSYCHOLOGIE, SOZIOLOGIE UND GESPRÄCHSFÜHRUNG

BAND 12   KRANKENPFLEGE

BAND 13   FRAGENSAMMLUNG I

BAND 14   FRAGENSAMMLUNG II

BAND 15   ORTHOPÄDIE UND UROLOGIE

BAND 16   AUGEN-, HAUT- UND HNO-ERKRANKUNGEN

BAND 17   FRAGENSAMMLUNG III (KOMPLETTE EXAMINA)

BAND 18   FRAGENSAMMLUNG IV (KOMPLETTE EXAMINA)

BAND 19   KRANKENPFLEGEGESETZ/AUSBILDUNGS- U. PRÜFUNGSORDNUNG

BAND 20   ANATOMISCHE ZEICHENBLÄTTER ZUM BESCHRIFTEN)

BAND 21   NOTFALLMEDIZIN UND ERSTE HILFE *ab Mai 2001*

BAND 22   ANÄSTHESIE UND INTENSIVMEDIZIN *ab Dezember 2000*

BAND 23   FRAGENSAMMLUNG V (KOMPLETTE EXAMINA)

BAND 24   MÜNDLICHES EXAMEN

...und wird ständig erweitert!

Vorwort

Der Erfolg der *Neurologie und Psychiatrie* war uns Verpflichtung zu einer grundlegen-den Überarbeitung des Buches. Die vorliegende erweiterte und aktualisierte Neuauflage wurde komplett überarbeitet und erheblich erweitert. Neben einem aus-führlichen Kapitel über die degenerativen Erkrankungen wurden auf vielfachen Wunsch Kapitel über die Kopfschmerzerkrankungen und die psychiatrischen Symptome zusätzlich aufgenommen. Die Psychiatrie wurde insgesamt erheblich erweitert. Außerdem wurde die Kapitelstruktur des Buches verdeutlicht.

Alle anderen Kapitel wurden überarbeitet und aktualisiert, neue Erkenntnisse und Verfahren aufgenommen. Anzahl und Qualität der grafischen Abbildungen wurde erheblich verbessert, zur Verdeutlichung komplexer Zusammenhänge erscheint das Buch erstmals farbig. In vielen Kapitel finden sich Beispiele, die vor allem im Bereich der Psychiatrie die oft schwer zu verstehenden Krankheitsbilder verdeutlichen.

Für alle im Laufe der Zeit von Schülerinnen, Schülern, Lehrkräften und Kollegen eingegangenen Verbesserungsvorschläge und Anregungen, die sich in dieser Neuauflage wiederfinden, möchten wir uns an dieser Stelle recht herzlich bedanken. Ebenso bedanken wir uns bei allen freien Mitarbeitern, die uns bei der Recherche geholfen haben.

Wie bei allen Bänden dieser Reihe soll es sich um eine kurzgefaßte Darstellung des Prüfungsstoffes handeln, die ein großes Lehrbuch nicht ersetzen kann und will. Ziel des Buches ist es, eine leichtverständliche und dennoch vollständige Darstellung der Lerninhalte dieses Themenkomplexes anzubieten.

Die ausführliche Fragensammlung mit über 200 Fragen im Anhang hilft bei einer Überprüfung des Wissensstandes.

Wir hoffen, daß dieses Buch eine Hilfe bei der Erarbeitung des interessanten Stoffgebietes darstellt und wünschen allen Lesern viel Erfolg im Examen.

Völklingen und Aachen, im April 1999

Die Verfasser

Eric Haus, Steffen Gross, Dr. Christoph Eichhorn

Inhaltsverzeichnis

Neurologie

Psychiatrie

Neurologie

1 Anatomisch-physiologische Grundlagen

Das Nervensystem dient der Nachrichtenübermittlung. Es ist ebenso wie das hormonelle System ein wichtiges Koordinations- und Steuerungssystem mit einer allerdings wesentlich schnelleren Zugriffszeit. Das Nervensystem des Menschen, insbesondere das Gehirn, ist dem aller übrigen Lebewesen weit überlegen.

Im Gehirn werden Sinne, Willkürmotorik und Gefühlswelt durch eine unvorstellbare Zahl von miteinander vernetzten Zellgruppen koordiniert und die entsprechenden Reaktionen gesteuert.

1.1. Einteilung des Nervensystems

Das Nervensystem kann nach anatomischen und funktionellen Gesichtspunkten untergliedert werden.

1.1.1. Anatomische Einteilung

Das Nervensystem wird anatomisch in zwei große Anteile untergliedert:
- zentrales Nervensystem (ZNS)
- peripheres Nervensystem (PNS)

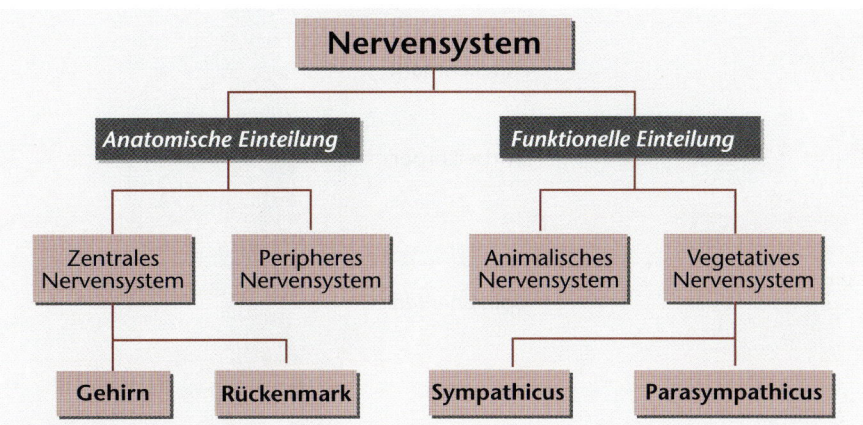

Abb. 1: Einteilung des Nervensystems

Zentrales Nervensystem (ZNS)

Das zentrale Nervensystem umfaßt Gehirn und Rückenmark. Das Gehirn läßt sich anatomisch in sechs Anteile aufgliedern:
- Endhirn (Großhirn, Basalganglien, Seitenventrikel)
- Zwischenhirn (III. Ventrikel, Thalamus)
- Mittelhirn (Vierhügelplatte, Großhirnschenkel)
- Hinterhirn (Brücke)
- Kleinhirn
- Nachhirn (verlängertes Mark, IV. Ventrikel)

Peripheres Nervensystem (PNS)

Das periphere Nervensystem ist ein System von unendlich vielen, verzweigten Nerven, die das ZNS mit den übrigen Körperabschnitten (Peripherie) verbinden. Die peripheren Nerven treten als **Hirnnerven** durch die Löcher der Schädelbasis und als **Spinalnerven** durch die Zwischenwirbellöcher nach außen und ziehen zu Muskeln, Hautbezirken, Eingeweiden und Sinnesorganen. Periphere Nerven leiten Informationen zum und vom ZNS.

■ *Das zentrale Nervensystem (ZNS) umfaßt Hirn und Rückenmark, das periphere Nervensystem (PNS) alle übrigen Nerven.*

1.1.2.   Funktionelle Einteilung

Nach der Funktion teilt man das Nervensystem in folgende zwei Bereiche ein:

• animalisches (willkürliches) Nervensystem

• vegetatives (autonomes) Nervensystem

Animalisches (willkürliches) Nervensystem

Das willkürliche Nervensystem dient in erster Linie der willkürlichen Muskelbewegung und der bewußten Wahrnehmung.

■ *Das animalische Nervensystem ist für die Willkürmotorik der quergestreiften Muskulatur zuständig.*

Vegetatives (autonomes) Nervensystem

Das unwillkürliche Nervensystem innerviert die glatte Muskulatur der inneren Organe und Drüsen. Aufgrund antagonistischer (entgegengesetzter) Funktionen unterscheidet man Sympathicus und Parasympathicus.

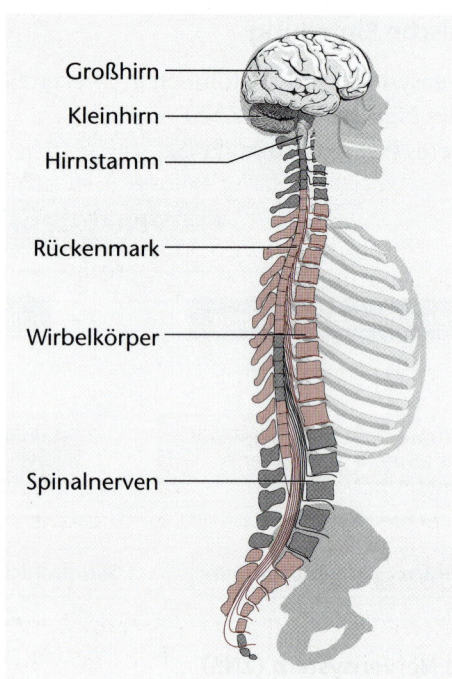

Großhirn

Kleinhirn

Hirnstamm

Rückenmark

Wirbelkörper

Spinalnerven

Abb. 2:
Zentrales Nervensystem mit
Gehirn und Rückenmark

1.2.   Bau des Gehirns

Das Gehirn liegt in der Schädelhöhle, umgeben von einer knöchernen Kapsel. Es wiegt etwa 1.250-1.400g, wobei das Gewicht keine Rückschlüsse auf die Intelligenz des Trägers zuläßt. Das Gehirn ist das zentrale Steuerorgan des Nervensystems und leitet Befehle über das Rückenmark in die Peripherie bzw. empfängt und verarbeitet Reize aus der Peripherie. Nachdem es in der Embryonalzeit eine komplizierte Entwicklung, ausgehend vom Neuralrohr, durchlaufen hat, besteht es beim Erwachsenen im wesentlichen aus folgenden Teilen:

• **Großhirn** mit zwei Großhirnhälften

• **Hirnstamm**

• **Kleinhirn**

Die beiden Großhirnhemisphären, deren Oberfläche durch Furchen (Sulci) und Windungen (Gyri) vergrößert sind, sind miteinander durch zahlreiche Nervenbahnen verbunden.

1.2.1. Gliederung des Gehirns

Anatomisch funktionell kann man das Gehirn weiterhin in folgende Anteile unterteilen:

- Endhirn (mit den beiden Großhirnhälften)
- Zwischenhirn (mit den Hormonsteuerdrüsen Hypothalamus und Hypophyse)
- Mittelhirn (Mesencephalon) mit Vierhügelplatte, Haube und Hirnschenkeln
- Hinterhirn (mit Kleinhirn und Brücke)
- Nachhirn (mit verlängertem Rückenmark, Medulla oblongata)

Im Gehirn finden sich vier unterschiedlich große, mit Flüssigkeit gefüllte Hohlräume, das Ventrikelsystem.

Im Querschnitt des Großhirns zeigt sich ein außen gelegener, grauer Saum (Hirnrinde) und eine innen gelegene, weiße Substanz (Hirnmark).

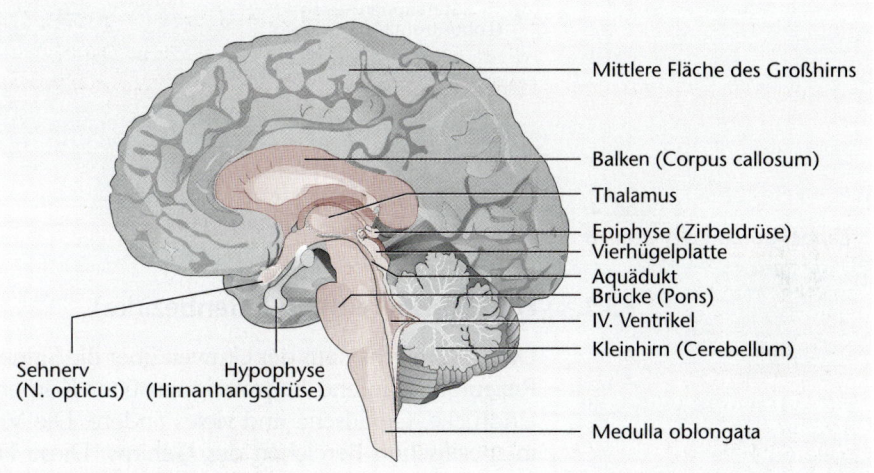

Mittlere Fläche des Großhirns
Balken (Corpus callosum)
Thalamus
Epiphyse (Zirbeldrüse)
Vierhügelplatte
Aquädukt
Brücke (Pons)
IV. Ventrikel
Kleinhirn (Cerebellum)
Medulla oblongata

Sehnerv (N. opticus)   Hypophyse (Hirnanhangsdrüse)

Abb. 3:
Sagittalschnitt durch
das Gehirn

1.2.2. Weiße und graue Substanz

Zerlegt man das Gehirn in verschiedene Schichten, so erkennt man an den Schnittflächen eine weiße und graue Substanz.

Graue Substanz

Die graue Substanz ist die aus **Nervenzellen** aufgebaute Gehirnsubstanz. Sie ist Ausgangspunkt der Befehle, z.B. in das Rückenmark oder andere Teile des Gehirns und Empfänger von Informationen aus der Peripherie. Die graue Substanz befindet sich im Gehirn außen und im Rückenmark innen.

Weiße Substanz

Die weiße Substanz besteht aus markhaltigen **Nervenfasern**, die für die weiße Farbe verantwortlich sind. Sie dienen lediglich der Nachrichtenleitung. Die weiße Substanz befindet sich im Gehirn innen und in Rückenmark außen.

■ *Die graue Substanz befindet sich im Gehirn außen und im Rückenmark innen, die weiße Substanz befindet sich im Gehirn innen und im Rückenmark außen.*

1.3. Großhirn

Das Großhirn mit seinen beiden Hemisphären nimmt den größten Teil des Gehirns ein. Es umschließt ein System von Hohlräumen **(Ventrikel)**, die mit klarer Flüssigkeit gefüllt sind **(Liquor)** sowie ein großes Hirnkerngebiet unterhalb und seitlich der Ventrikel. Dort befinden sich Ansammlungen von Nervenzellen **(Basalganglien)**, z.B. Claustrum und Corpus striatum.

Die Oberfläche des Großhirns ist durch zahlreiche Windungen und Furchen vergrößert. Die beiden Hirnhälften sind durch unzählige Nervenbahnen („Balken") miteinander verbunden. Bei Ausfällen von einer Gehirnhälfte kann die Funktion zum Teil durch die gegenüberliegende Hirnhälfte übernommen werden. Bei Motorik und Sensibilität ist eine Hirnhälfte in der Regel für die gegenüberliegende Seite verantwortlich. Das Großhirn wird in vier Hirnlappen eingeteilt:

* Stirnlappen (Lobus frontalis)
* Scheitellappen (Lobus parietalis)
* Schläfenlappen (Lobus temporalis)
* Hinterhauptslappen (Lobus occipitalis)

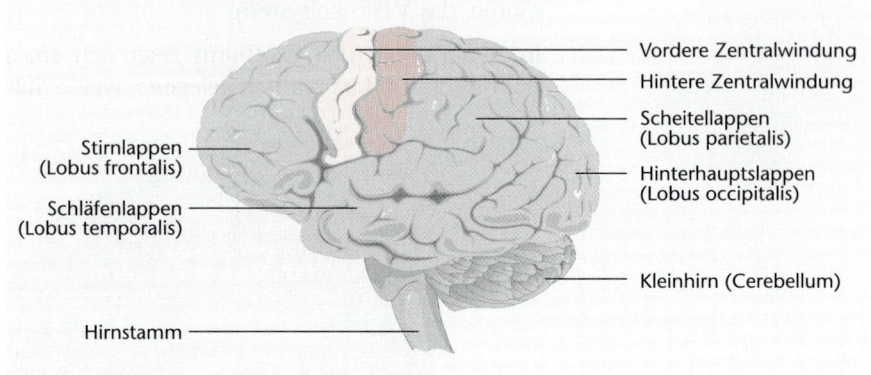

Abb. 4:
Lappenaufbau des Gehirns

1.3.1. Funktionsbereiche (Rindenbezirke)

Das Gehirn erhält aus der Umwelt über die Sinnesorgane und die verschiedenen Rezeptoren laufend Informationen über Körperstellung, Muskelaktionen, Seheindrücke, Geräusche und vieles andere. Die Verarbeitung dieser Reize erfolgt in spezifischen Bereichen des Gehirns. Diese Funktionsbereiche **(Rindenfelder)** sind auf der Hirnrinde (graue Kernsubstanz) lokalisiert.

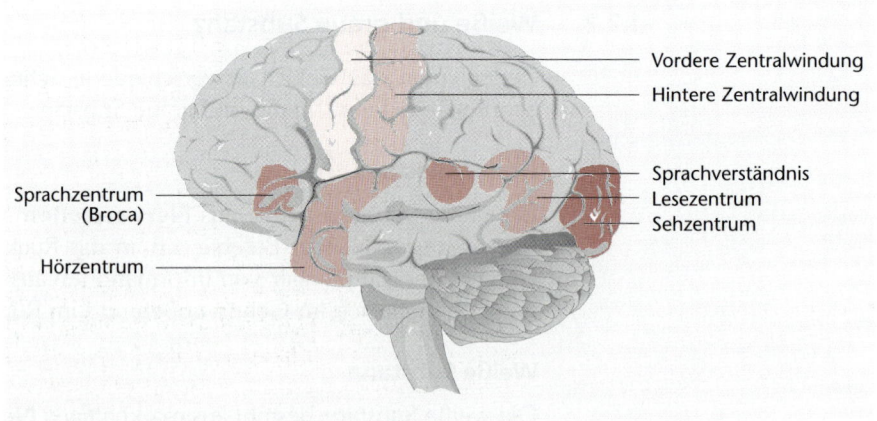

Abb. 5:
Funktionsbereiche des
Gehirns

Gyrus postcentralis (Körperfühlsphäre)

Die Körperfühlsphäre ist hinter der zentralen Furche lokalisiert. Zu ihr werden vor allem durch **Hautberührungen** ausgelöste Reize (Schmerz, Wärme, Kälte) geleitet und verarbeitet. Den verschiedenen Organen bzw. Körperbezirken entsprechen dabei jeweils ganz bestimmte Bereiche in der Rinde (somatotrope Gliederung). Die rechte Hirnhälfte ist für die linke Körperhälfte zuständig und umgekehrt.

Gyrus praecentralis (Motorische Rinde)

Die motorische Rinde, vor der zentralen Furche gelegen, gibt Befehle an die **Muskulatur** der jeweils gegenüberliegenden Körperhälfte. Auch hier ist die Rinde somatotrop gegliedert, so daß Muskulatur bestimmter Körperregionen in bestimmten Bereichen repräsentiert ist.

Man erkennt das Ausmaß der nervalen Versorgung und damit die Gewichtung einzelner Körperteile auf untenstehender Abbildung. Motorisch anspruchsvolle Bereiche wie die Hand mit den vielen kleinen Handmuskeln nehmen einen entsprechend größeren Bereich ein wie z.B. der gesamte restliche Arm. Ebenso sind die sensibel aufwendig innervierten Lippen überproportional auf der sensorischen Rinde vertreten.

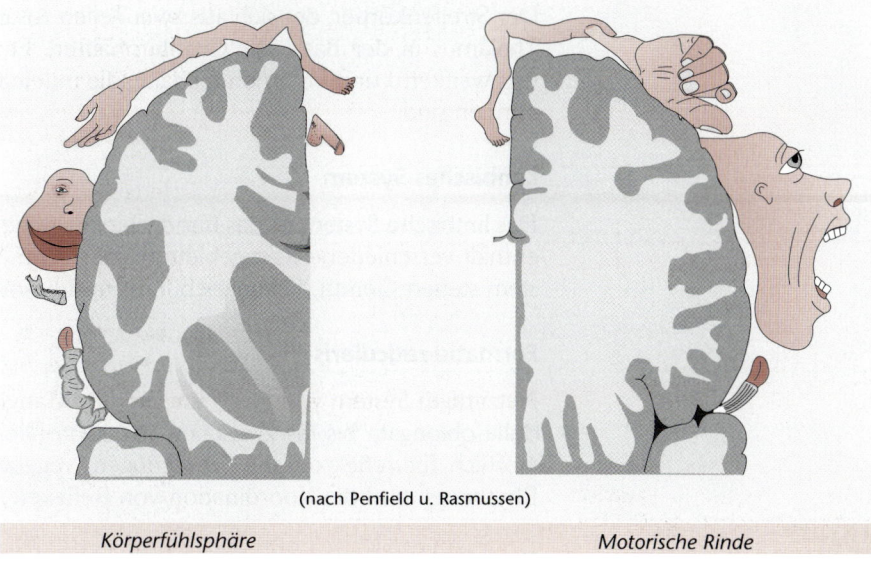

Abb. 6:
Somatotrope Gliederung -
man sieht, daß die einzelnen
Körperbereiche entspre-
chend ihrer komplexen
Bedeutung unterschiedlich
gewichtet sind

(nach Penfield u. Rasmussen)

Körperfühlsphäre   *Motorische Rinde*

Sensorisches Sprachzentrum (Wernicke Feld)

Das Wernicke-Sprachzentrum liegt im Schläfenlappen und ist für Verstehen und Interpretation von Wörtern zuständig. Eine Schädigung des Sprachzentrums (z.B. durch Schlaganfall) führt zu sinnlosen Wortneubildungen und einem nicht mehr verständlichen Kauderwelsch, zur sog. **sensorischen Aphasie** (Wortverständnisstörung).

Motorisches Sprachzentrum (Broca Feld)

Das Broca-Sprachzentrum befindet sich im Bereich der unteren Frontalwindung und führt bei Schädigung zur **motorischen Aphasie** (Wortbildungsstörung). Wenn die Patienten überhaupt sprechen, dann im Telegrammstil. Das Sprachverständnis ist dabei erhalten.

Sehzentrum

Das Sehzentrum ist im Hinterhauptslappen lokalisiert. Über die Netzhaut aufgenommenes Licht wird nach Umwandlung in elektrische Impulse über den Sehnerven zum Sehzentrum geleitet und dort zu einem bewußten Seheindruck verarbeitet.

Riechzentrum

Das Riechzentrum ist im Schläfenlappen vorne lokalisiert. Die über den Riechnerv aufgenommenen Riecheindrücke werden als elektrischer Impuls zum Riechzentrum geleitet und dort zum bewußten Geruchseindruck verarbeitet.

Hörrinde

Die Hörrinde verarbeitet die vom Ohr eintreffenden Reize zu bewußten Hörempfindungen.

1.3.2. Kerngebiete und Basalganglien

Im Gehirn befinden sich neben den Rindenbezirken zusätzlich zahlreiche Ansammlungen von Kernen (Kerngebiete, Basal- und Stammganglien) innerhalb der Hirnmasse mit ganz bestimmten Funktionen.

Thalamus

Große, graue Kernmasse beiderseits des III. Ventrikels. Der Thalamus ist verantwortlich für die Sinnesverarbeitung aus Haut, Ohr und Auge. Der Thalamus wird auch als „Tor zum Bewußtsein" bezeichnet.

Corpus striatum

Der Streifenkörper, der sich aus zwei Teilen zusammensetzt, liegt beiderseits des Thalamus in der Basis der Großhirnhälften. Er besteht aus Nucleus caudatus (Schweifkern) und Putamen (Schale), die miteinander durch graue Brücken verbunden sind.

Limbisches System

Das limbische System ist das Randgebiet zwischen Großhirn und Hirnstamm. Es enthält verschiedene Kerngebiete wie z.B. den Mandelkern. Das limbische System steuert Gemüt, Sexualtrieb, Lust und Emotionen.

Formatio reticularis

Netzartiges System von Nervenfasern und Ganglienzellen, das sich von der Medulla oblongata bis ins Zwischenhirn zieht. Die Formatio reticularis ist verantwortlich für reflektorische Steuerungen, vegetative Funktionen (Wach-Schlaf-Rhythmus) und die Koordination von Reflexen zu Bewegungsabläufen.

Hypothalamus

Der Hypothalamus liegt unterhalb des Thalamus im Zwischenhirn. Er ist das übergeordnete Steuerorgan des vegetativen Nervensystems, das alle vegetativen Funktionen und Regulationsvorgänge kontrolliert und steuert. Der Hypothalamus bildet die Releasing-Faktoren, die unter anderem die Hormonabgabe der Hypophyse steuern.

■ *Der Hypothalamus ist das übergeordnete Steuerorgan aller vegetativen Funktionen.*

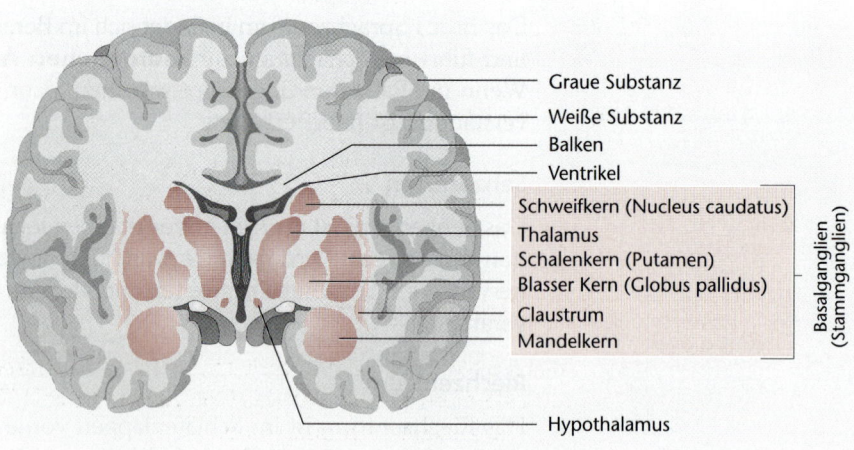

Abb. 7:
Frontalschnitt durch das Gehirn mit Kerngebieten

Graue Substanz
Weiße Substanz
Balken
Ventrikel
Schweifkern (Nucleus caudatus)
Thalamus
Schalenkern (Putamen)
Blasser Kern (Globus pallidus)
Claustrum
Mandelkern
Basalganglien (Stammganglien)
Hypothalamus

1.4.   Hirnstamm

Die Anteile des zentralen Nervensystems (ZNS), die das Großhirn mit dem Rückenmark verbinden, werden als Hirnstamm bezeichnet. Der Hirnstamm besteht aus folgenden Anteilen:

• Mittelhirn (Mesencephalon)

• Brücke (Pons)

• verlängertes Rückenmark (Medulla oblongata)

1.4.1. Mittelhirn (Mesencephalon)

Das Mittelhirn ist der kleinste Hirnabschnitt. Es enthält Umschaltstellen für Hör- und Sehnerven und ist Ursprung einiger Hirnnerven. Im Mittelhirn befindet sich die **Vierhügelplatte**, die akustische und optische Reflexbahnen enthält.

Außerdem wird das Mittelhirn von einem dünnen Kanal durchzogen, der den 3. und 4. Ventrikel verbindet (**Aquädukt**).

1.4.2. Brücke (Pons)

Die Brücke ist der mittlere Teil des Hirnstamms. Durch die Brücke ziehen unter anderem die Pyramidenbahnen, die motorische Informationen aus der Großhirnrinde leiten.

1.4.3. Verlängertes Rückenmark (Medulla oblongata)

Die Medulla oblongata verbindet das Rückenmark mit der Brücke. Sie enthält wichtige Zentren für die Steuerung der Atmung (**Atemzentrum**) und des Kreislaufs. Außerdem sind in der Medulla oblongata verschiedene Reflexzentren wie Husten-, Nies- und Schluckreflex lokalisiert.

■ *Im Hirnstamm befinden sich das Atemzentrum und einige Regulationsmechanismen für die Kreislauffunktionen.*

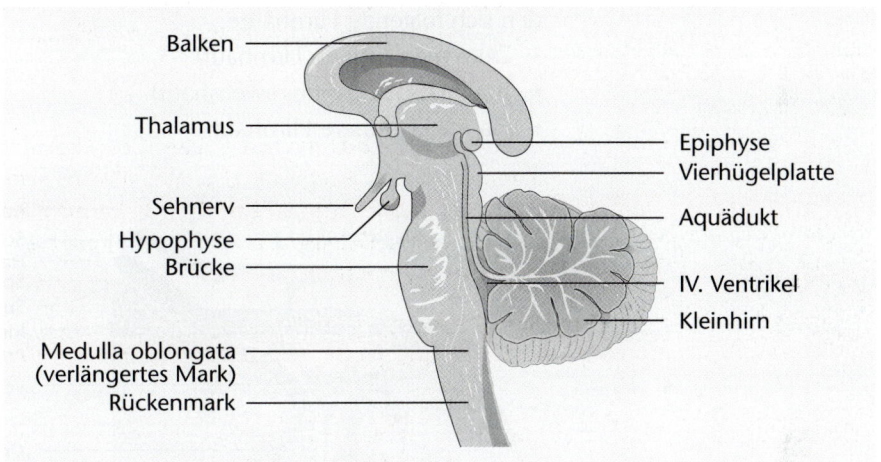

Abb. 8: Hirnstamm

Balken — Thalamus — Sehnerv — Hypophyse — Brücke — Medulla oblongata (verlängertes Mark) — Rückenmark — Epiphyse — Vierhügelplatte — Aquädukt — IV. Ventrikel — Kleinhirn

1.4.4. Formatio reticularis

Die Formatio reticularis ist ein netzartiger Verband von Nervenzellen, die den Hirnstamm durchziehen. Sie bilden eine Art Regulationszentrum für die Bewußtseinslage und den Wach-Schlaf-Rhythmus.

1.5. Kleinhirn (Cerebellum)

Das Kleinhirn liegt unterhalb der Großhirnhälften in der hinteren Schädelgrube. Es besteht ebenso wie das Großhirn aus zwei Hälften, deren Oberflächen durch Windungen vergrößert sind.

Funktion:

Die Hauptaufgaben des Kleinhirns bestehen in der Feinregulation und Koordination von:
- Bewegung
- Muskeltonus
- Gleichgewicht

Erreicht wird diese Feinregulation durch komplexe Verschaltungen mit den „Befehlszentren" der Motorik im Großhirn sowie einer permanenten Rückkopplung mit den Sinnesorganen, die es dem Kleinhirn erlauben, in geplante oder laufende Bewegungsmuster einzugreifen. Das physiologische Prinzip der Feinregulation besteht aus hemmenden Einflüssen auf Befehle, die beispielsweise aus der Großhirnrinde kommen. Kleinhirnschäden zeigen sich in Gleichgewichtsstörungen und überschießenden, unkoordiniert wirkenden Bewegungen.

■ *Das Kleinhirn ist für Feinregulation der Bewegungsabläufe und Gleichgewicht verantwortlich.*

1.6.   Hirnhäute, Liquor und Ventrikelsystem

Die **Hirnhäute** und das Ventrikelsystem mit dem **Hirnwasser (Liquor)** dienen als Schutzeinrichtungen für das äußerst empfindliche Nervengewebe von Gehirn und Rückenmark.

Das ZNS, das ohnehin schon durch seine Lage im knöchernen Schädel bzw. im Wirbelkanal geschützt ist, wird zusätzlich noch von den drei Hirnhäuten umgeben. Die Ventrikel und der Subarachnoidalraum, die mit Liquor gefüllt sind, erfüllen außerdem die Funktion eines Wasserkissens, der Gehirn und Rückenmark bei schnellen Bewegungen wie ein Puffer auffängt.

1.6.1.   Hirnhäute (Meningen)

Das Gehirn wird von drei Hirnhäuten umhüllt, die sich in den Rückenmarkskanal fortsetzten und dort das Rückenmark umgeben. Von außen nach innen finden sich folgende Hirnhäute:

- Dura mater (harte Hirnhaut)
- Arachnoidea (Spinngewebshaut)
- Pia mater (Innere Hirnhaut)

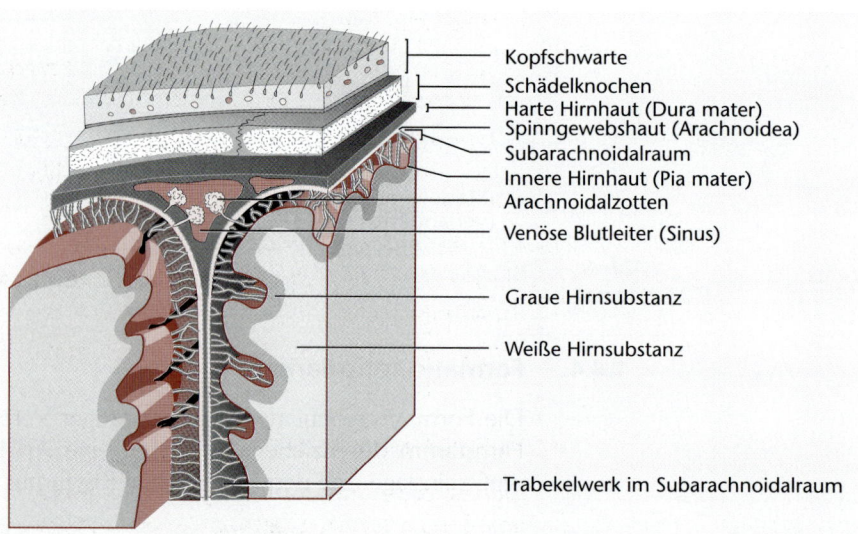

Kopfschwarte
Schädelknochen
Harte Hirnhaut (Dura mater)
Spinngewebshaut (Arachnoidea)
Subarachnoidalraum
Innere Hirnhaut (Pia mater)
Arachnoidalzotten
Venöse Blutleiter (Sinus)
Graue Hirnsubstanz
Weiße Hirnsubstanz
Trabekelwerk im Subarachnoidalraum

Abb. 9:
Aufbau der Hirnhäute

Dura mater (Harte Hirnhaut)

Die „harte" Hirnhaut kleidet die Innenfläche des Schädels aus. Sie senkt sich zwischen den beiden Großhirnhälften als **Hirnsichel** (Falx cerebri) ein. In die zwei Blätter der Dura sind die **Sinus** eingebettet, große venöse Blutleiter, die venöses Blut aus dem gesamten Schädelinnenraum in die Jugularvenen leiten.

Im Kleinhirnbereich überspannt die Dura als **Kleinhirnzelt** (Tentorium cerebelli) das Kleinhirn.

Arachnoidea (Spinngewebshaut)

Die „Spinngewebshaut" liegt der Innenfläche der Dura dicht an und ist mit der Pia mater durch ein Trabekelwerk (Maschen) verbunden. Unterhalb der Arachnoidea befindet sich der **Subarachnoidalraum,** in dem der **Liquor** zirkuliert. Die Arachnoidea bildet **Arachnoidalzotten** aus, pilzartige Wucherungen, die in die großen Blutleiter ragen und der Ableitung des Liquors dienen.

Pia mater (innere Hirnhaut)

Die „innere" Hirnhaut grenzt direkt an die Hirnsubstanz. Sie ist die gefäßführende Hirnhaut, die in alle Furchen des Gehirns eindringt und diese umkleidet. Arachnoidea und Pia mater werden auch als **Leptomeninx** (weiche Hirnhaut) bezeichnet.

■ *Gehirn und Rückenmark werden von drei Hirnhäuten umgeben.*

1.6.2. Liquor (Hirnwasser)

Der Liquor cerebrospinalis (ca. 150-200ml) ist eine eiweißarme, klare Flüssigkeit, die hauptsächlich in den beiden großen Seitenventrikeln von dem **Plexus chorioideus** (Adergeflecht) gebildet und über die **Arachnoidalzotten** in das venöse Blut wieder resorbiert wird. Der Liquor zirkuliert in den sog. inneren und äußeren **Liquorräumen** und bildet eine Art Polsterkissen für das ZNS.

Außerdem dient der Liquor dem Austausch von Stoffwechselprodukten zwischen Blut und Gehirn.

Einige Erkrankungen des Gehirns (z.B. Hirnhautentzündungen, Blutungen) gehen mit Veränderungen der Liquorzusammensetzung einher. Hier kann Liquor mittels einer Lumbalpunktion entnommen und auf pathologische Bestandteile untersucht werden.

1.6.3. Liquorräume

Man unterscheidet innere und äußere Liquorräume.

Innere Liquorräume

Unter den inneren Liquorräumen versteht man die Hohlräume des Gehirns, das sog. **Ventrikelsystem**. Das Ventrikelsystem besteht aus folgenden Ventrikeln:

• I. und II. Ventrikel: große, paarig angeordnete **Seitenventrikel** in den beiden Endhirnhälften, mit dem III. Ventrikel und untereinander durch eine kleine Öffnung verbunden

• III. Ventrikel: im Zwischenhirn gelegen, verbindet die beiden Seitenventrikel und ist selbst durch einen engen Kanal (Aquädukt) mit dem IV. Ventrikel verbunden

• IV. Ventrikel: zeltförmiger, kleiner Raum zwischen Kleinhirn und Medulla oblongata

Äußere Liquorräume

Der äußere Liquorraum umgibt praktisch das gesamte ZNS. Es ist der mit Liquor gefüllte Spaltraum zwischen der Arachnoidea und der Pia mater **(Subarachnoidalraum)**.

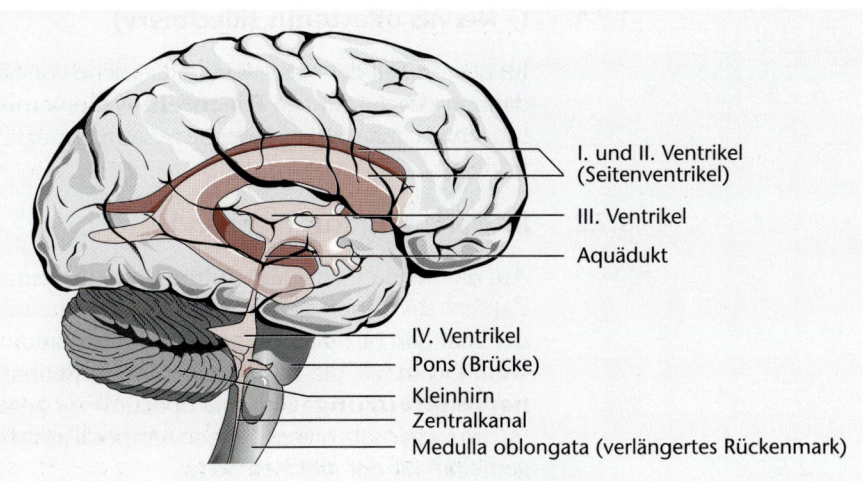

Abb. 10:
Ventrikelsystem des
zentralen Nervensystems

I. und II. Ventrikel
(Seitenventrikel)

III. Ventrikel

Aquädukt

IV. Ventrikel
Pons (Brücke)
Kleinhirn
Zentralkanal
Medulla oblongata (verlängertes Rückenmark)

Liquorzirkulation

Die Bildung der etwa 650ml Liquor/Tag erfolgt vor allem im Plexus chorioideus, einem Konvolut von Gefäßzotten, die von bestimmten Wandabschnitten vor allem in die Seitenventrikel hineinragen. Von den Seitenventrikeln zirkuliert der Liquor dann in den III. und IV. Ventrikel und von dort durch seitliche Öffnungen in den äußeren Liquorraum. Die Ableitung des Liquors ins venöse Blut erfolgt zum Großteil über die **Arachnoidalzotten**, Ausstülpungen der Arachnoidea im Bereich der großen Blutleiter des Schädels. Dieser Bereich wird als **Blut-Liquor-Schranke** bezeichnet.

Kommt es zu aufgrund eines Ungleichgewichtes zwischen Liquorproduktion und Liquorabfluß zu einer vermehrten Liquormenge in den Ventrikeln, so spricht man von einem **Hydrocephalus**.

1.7. Hirnnerven

Die Hirnnerven sind zwölf paarige Nerven, die aus der Hirnbasis und dem Stammhirn entspringen. Sie haben sehr unterschiedliche Funktionen und leiten sowohl sensible Informationen zum Gehirn als auch motorische Befehle zur Peripherie.

Die zwölf Hirnnerven heißen, in der Reihenfolge ihres Austritts aus dem Hirnstamm von vorne nach hinten:
- N. olfactorius (I): Riechnerv
- N. opticus (II): Sehnerv
- N. oculomotorius (III): Augenmuskelnerv, Innervation von Augenmuskeln, Pupillenverengung
- N. trochlearis (IV): Augenmuskelnerv, Innervation von Augenmuskeln
- N. trigeminus (V): Drillingsnerv, Innervation von Kaumuskeln, sonst überwiegend sensibel
- N. abducens (VI): Augenmuskelnerv, Innervation von Augenmuskeln
- N. facialis (VII): Gesichtsnerv, Innervation von mimischer Muskulatur und von Tränen-, Mund-, Nasen- und Rachendrüsen
- N. vestibulocochlearis (VIII): Hör- und Gleichgewichtsnerv
- N. glossopharyngeus (IX): Zungen- und Rachennerv, Innervation von Ohrspeicheldrüse, Rachenmuskeln, Glomus caroticum
- N. vagus (X): Eingeweidenerv, Innervation von Kehlkopf- und Rachenmuskeln, Eingeweide bis zur linken Colonflexur, Schleimhaut der Luft- und Speiseröhre
- N. accessorius (XI): Halsnerv, Innervation von M. sternocleidomastoideus, M. trapezius
- N. hypoglossus (XII): Zungennerv, Innervation der Zungenmuskeln

1.7.1. I - Nervus olfactorius (Riechnerv)

Im oberen Teil der Nase werden Gerüche von Sinneszellen wahrgenommen, die dann in das zuständige **Riechfeld** weitervermittelt werden. Weitere Verschaltungen u.a. mit dem limbischen System ermöglichen es, Geruchsmuster zu identifizieren.

1.7.2. II - Nervus opticus (Sehnerv)

Auf die Retina (Netzhaut) auftreffende Lichtstrahlen lösen in den Stäbchen und Zapfen, aus denen sich die Retina zusammensetzt, einen elektrischen Reiz aus, der über den N. opticus und einige Schaltstationen in die Sehrinde weitergeleitet wird. Lichtreize, die nasenwärts auf die Retina auftreffen, werden in der **Sehnervenkreuzung** (Chiasma opticum) zur gegenüberliegenden Hirnseite geleitet. Im Gegensatz hierzu bleiben temporal ausgelöste Reize (es sind die seitlichen gemeint) auf der gleichen Seite.

Bei Tumoren im Gehirn können bestimmte Ausfälle im Gesichtsfeld (also das, was nicht mehr gesehen werden kann) einen Hinweis auf den Ort des Tumors geben.

1.7.3. III, IV, VI - Nervus oculomotorius, trochlearis, abducens

Die drei o.g. Hirnnerven sind für die Augenmotorik verantwortlich. Jedes Auge wird von sechs Muskeln bewegt. Lähmungen führen zu Doppelbildern oder zur Unfähigkeit, das Auge in eine bestimmte Richtung zu bewegen. Zudem ist der N. oculomotorius für die Pupillenverengung und das Lidheben zuständig.

1.7.4. V - Nervus trigeminus

Der Trigeminus ist ein vorwiegend sensibler Nerv. Er vermittelt Geschmacks-, Haut-, und Nasenschleimhautempfindungen. Er teilt sich in drei Äste:

- N. ophtalmicus
- N. maxillaris
- N. mandibularis

Bei Schädigung eines dieser Äste resultieren entsprechende Gefühlsstörungen.

■ *Der motorische Anteil des Trigeminus versorgt die Kaumuskulatur.*

1.7.5. VII - Nervus facialis (Gesichtsnerv)

Der N. facialis ist ein gemischter Nerv mit sensorischen sowie motorischen Anteilen. Motorisch versorgt er die mimische Muskulatur des Gesichts. Bei Facialisausfall unterscheidet man eine periphere von einer zentralen Lähmung. Bei einseitiger peripherer Lähmung kommt es im typischen Fall zur:

- Unfähigkeit, das Auge zu schließen
- Unfähigkeit, die Stirn zu runzeln
- Unfähigkeit, den Mund aktiv zu bewegen

Bei einer zentralen Lähmung kann die Stirn gerunzelt und das Auge geschlossen werden. Ferner versorgt der N. facialis die Tränendrüse sowie die Drüsen des Nasen-Rachen- und Mundraums.

1.7.6. VIII - Nervus vestibulocochlearis

Der N. vestibulocochlearis ist für Hören und Gleichgewichtsempfinden verantwortlich.

Der auf das Trommelfell auftreffende Schall wird über die Gehörknöchelchenkette zum Innenohr weitergeleitet. Dort erregen die Schallwellen bestimmte Bezirke des Hörnervs und werden zu einer bewußten Frequenz verarbeitet.

Das Gleichgewichtsempfinden wird über die Bogengangsorgane und die dort ansässigen Rezeptoren gesteuert. Schon bei leichter Übererregung kommt es zu Schwindel, Erbrechen, Unwohlsein und Schweißausbrüchen (Seekrankheit).

Bei Schädigung des Gleichgewichtsorganes kommt es häufig zum Nystagmus, einer ruckartigen, horizontalen Bewegung des Auges, kombiniert mit einer langsamen Rückstellbewegung in die Ausgangslage. Verschiedene Formen des Nystagmus lassen Rückschlüsse auf den Entstehungsort der Erkrankung zu.

1.7.7. IX - Nervus glossopharyngeus

Motorisch versorgt dieser Nerv die Schlundmuskulatur und ist damit für den Schluckakt zuständig. Außerdem leitet er Geschmacksempfindungen aus dem hinteren Zungenanteil weiter.

1.7.8. X - Nervus vagus

Der Vagus („der Umherschweifende") ist der größte Hirnnerv mit vielen Anteilen und Funktionen.

Motorische Versorgung im Halsbereich:

• Kehlkopfmuskeln
• Teile der Rachenmuskulatur

Sensible Versorgung:

• hintere Zungen- und Rachenanteile, Kehlkopfschleimhaut
• äußerer Gehörgang

Ein großer Teil des Nervs läuft an der Speiseröhre (Ösophagus) entlang zum Herzen, zum Magen, zur Leber und zum Darm. In der Chirurgie durchtrennt man Teile des N. vagus, wenn sich im Magen oder im Zwölffingerdarm therapieresistente Geschwüre gebildet haben.

1.7.9.   XI - Nervus accessorius

Dieser Nerv ist rein motorisch. Er versorgt den Musculus sternocleidomastoideus (Beugung zur gleichen und Drehung des Kopfes zur Gegenseite) und den Musculus trapezius (Schulterblatt drehen, heben, senken). Bei Schädigung des Sternocleidus kommt es zur Schiefhaltung des Kopfes infolge Überwiegens der gesunden Seite.

1.7.10.   XII - Nervus hypoglossus

Sämtliche Zungenmuskeln werden von diesem Nerv versorgt. Bei Schädigung wird beim Herausstrecken der Zunge diese zur geschädigten Seite hin abweichen, da die Zungenmuskulatur hier schrumpft.

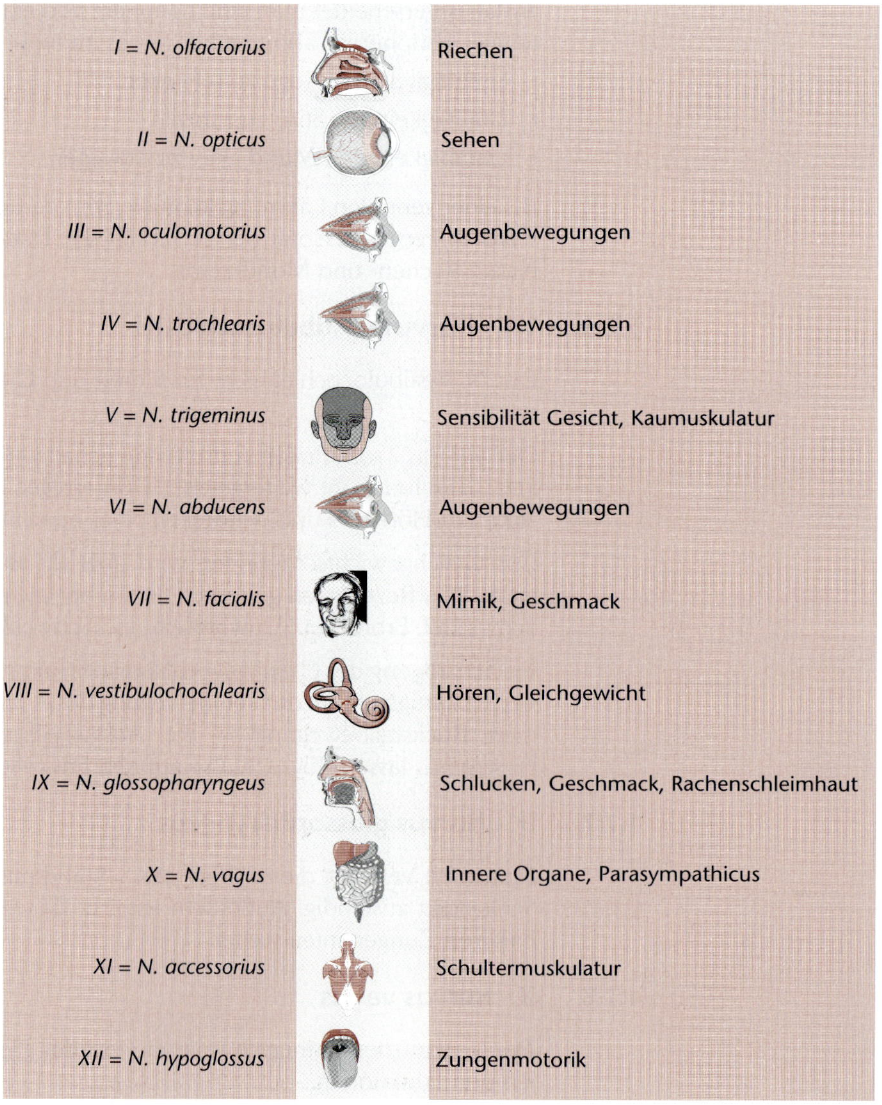

I = N. olfactorius	Riechen
II = N. opticus	Sehen
III = N. oculomotorius	Augenbewegungen
IV = N. trochlearis	Augenbewegungen
V = N. trigeminus	Sensibilität Gesicht, Kaumuskulatur
VI = N. abducens	Augenbewegungen
VII = N. facialis	Mimik, Geschmack
VIII = N. vestibulochochlearis	Hören, Gleichgewicht
IX = N. glossopharyngeus	Schlucken, Geschmack, Rachenschleimhaut
X = N. vagus	Innere Organe, Parasympathicus
XI = N. accessorius	Schultermuskulatur
XII = N. hypoglossus	Zungenmotorik

Abb. 11:
Die zwöf Hirnnerven und
ihre Funktionen

1.8. Gefäßversorgung des Gehirns

Die Gefäßversorgung des Gehirns erfolgt über ein weitverzweigtes Netz von Arterien und Venen.

1.8.1. Arterien

Die arterielle Versorgung des Gehirns erfolgt aus der Arteria carotis interna und der Arteria vertebralis. Die linke und rechte A. vertebralis erreichen das Gehirn durch das große Hinterhauptsloch (Foramen magnum) und vereinigen sich auf dem Hirnstamm zur A. basilaris. Die A. carotis interna führt durch ein eigenes Loch im Schädel zum Gehirn. Diese Gefäße stehen über ein Netzwerk von Verbindungsgefäßen innerhalb des Gehirns indirekt miteinander in Verbindung.

Carotisgefäße

Die A. carotis interna zweigt sich an der Bifurkation in Höhe des Kieferwinkels von der A. carotis communis ab und zieht durch ein Loch in der Schädelbasis S-förmig zur Hirnbasis. Sie teilt sich nach Abgabe kleinerer Äste in:

- A. cerebri anterior (Versorgung vordere Hirnhälfte)
- A. cerebri media (Versorgung mittlere und seitliche Hirnhälfte)

Vertebralgefäße

Die A. vertebralis geht aus der A. subclavia ab und tritt durch das **Foramen magnum** in die Schädelhöhle ein. Die linke und rechte A. vertebralis vereinigen sich am Oberrand der Medulla oblongata zur unpaaren A. basilaris, die sich dann weiter in die Aa. cerebri posteriores aufteilt und die hinteren Hirnanteile versorgt. Die Vertebralarterien sind im Bereich der Hirnbasis mit den Karotiden durch kleine Arterien verbunden, so daß dort ein geschlossener Ring entsteht, der sog. „Circulus cerebri Willisi".

■ *Klinischer Hinweis: Ein Verschluß einer Hirnarterie hat den Ausfall des entsprechenden Versorgungsgebietes zur Folge (Schlag, Apoplex). Es kommt zu motorischen und sensiblen Störungen auf der Gegenseite.*

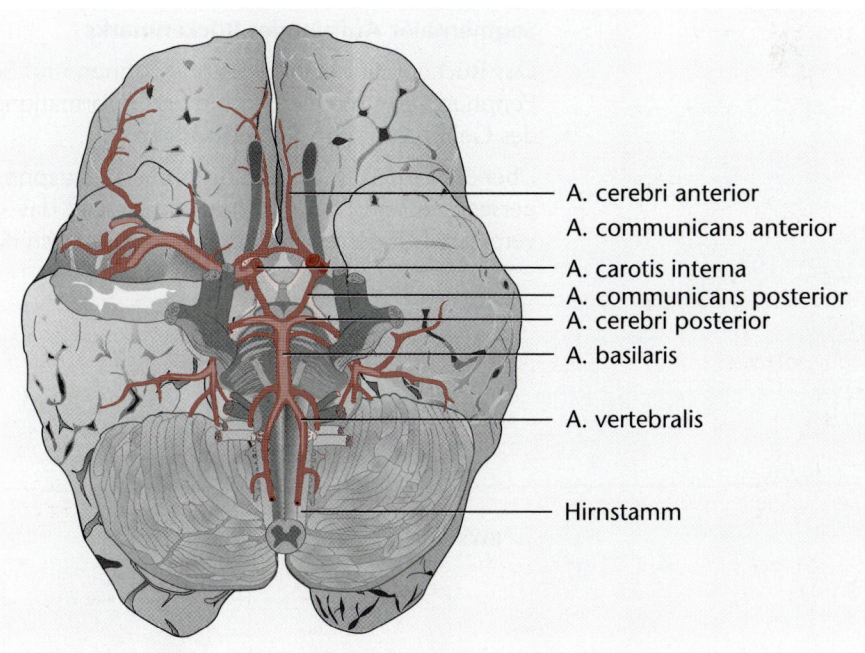

A. cerebri anterior
A. communicans anterior
A. carotis interna
A. communicans posterior
A. cerebri posterior
A. basilaris
A. vertebralis
Hirnstamm

Abb. 12:
Arterielle Versorgung
des Gehirns

1.8.2. Venen

Die allesamt klappenlosen Venen des Gehirns fließen zu großen, venösen Blutleitern zusammen, die sich schließlich zu den beiden Jugularvenen vereinigen.

Sinus sagittalis superior

Der größte der venösen Blutleiter liegt in der Sagittalebene unter dem ganzen Schädeldach, eingebettet in die beiden Durablätter. Er sammelt Blut aus Frontal- und Parietallappen und vereinigt sich am Hinterhaupt mit dem Sinus rectus zu dem Sinus confluens.

Sinus sagittalis inferior

Der Sinus sagittalis inferior liegt am unteren Rand der Hirnsichel und führt Blut aus tieferen Hirnbereichen. Auch er geht in den Sinus rectus über.

Sinus rectus

Der Sinus rectus liegt unter der hinteren Hälfte der Hirnsichel und fließt mit dem oberen Sinus sagittalis im Sinus confluens zusammen.

1.9.   Rückenmark und Spinalnerven

Während Rückenmark und Gehirn zum zentralen Nervensystem gehören, beginnt bei den Spinalnerven das periphere Nervensystem.

1.9.1.   Rückenmark (Medulla spinalis)

Das etwa 40cm lange Rückenmark liegt im Wirbelkanal, umschlossen von der knöchernen Wirbelsäule, und endet etwa in Höhe des 1. Lendenwirbels.

Das Rückenmark steht mit dem Gehirn über das verlängerte Mark (Medulla oblongata) in Verbindung und ist von innen nach außen umhüllt von:

- innerer Hirnhaut (Pia mater), dem Rückenmark direkt anliegend
- Liquor cerebrospinalis
- Spinngewebshaut (Arachnoidea)
- harter Hirnhaut (Dura), am Foramen magnum dem Knochen angeheftet und den Duralsack bildend
- Epiduralraum (kleiner bindegewebiger Raum, nur im Rückenmarksbereich)
- Wirbelkörperknochen

Segmentaler Aufbau des Rückenmarks

Das Rückenmark enthält Leitungsbahnen und Schaltstellen für aus Gehirn und Peripherie kommende Befehle und Informationen. Es ist quasi die Verbindung des Gehirns mit den **Spinalnerven**.

Über die ganze Länge des Rückenmarks entspringt beidseits für jedes Wirbelkörpersegment ein Paar von Nervenwurzeln, das sich dann zu den Spinalnerven vereinigt. Mit dem Spinalnerven beginnt dann das periphere Nervensystem.

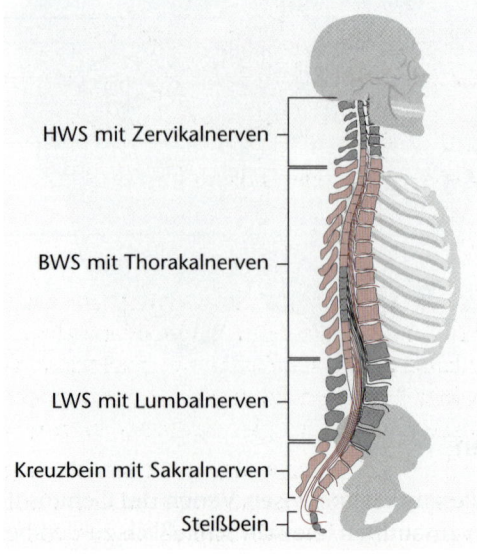

HWS mit Zervikalnerven

BWS mit Thorakalnerven

LWS mit Lumbalnerven

Kreuzbein mit Sakralnerven

Steißbein

Abb. 13:
Segmente des Rückenmarks

Querschnitt des Rückenmarks

Im Querschnitt des Rückenmarks zeigt sich die graue schmetterlingsartige Substanz innerhalb von weißer Substanz. Die graue Substanz ist die nervenzellhaltige Substanz mit den Umschaltstellen, die weiße Substanz führt die Nervenbahnen (Verbindungswege) zwischen der Peripherie und dem Gehirn. In jedem Wirbelsegment gehen Nerven ab (**Vorderhorn**) und kommen an (**Hinterhorn**).

Vorderhorn

Im Vorderhorn verlassen die Nerven das Rückenmark. Sie leiten in erster Linie motorische Befehle aus dem Gehirn zur peripheren Muskulatur. Die Reize werden dabei im Vorderhorn in speziellen Schaltstellen umgeschaltet und zur jeweiligen Muskulatur geleitet.

Befehlsablauf:

- Befehlsauslösung in der motorischen Großhirnrinde
- Weiterleitung über Bahnen bis ins Vorderhorn
- Umschaltung auf ein Zwischenneuron (Schaltstelle)
- Weiterleitung über Nerven, die aus dem Vorderhorn austreten
- Ankunft am Muskel
- Auslösen der Muskelkontraktion

Die Befehle an die Muskulatur stammen dabei zum Großteil aus der jeweils gegenüberliegenden Hirnhälfte.

■ *Im Vorderhorn verlassen die motorischen Bahnen das Rückenmark und bringen Befehle zur Muskulatur.*

Hinterhorn

Über das Hinterhorn gelangen Informationen in das Rückenmark und werden dort weiter zum Gehirn geleitet, um dort verarbeitet zu werden:

- Schmerz- und Temperaturempfindung
- Druck- und Tastempfindung
- Gelenkstellung, Vibrations- und Lageempfindung
- Eigenreflexe

■ *Über das Hinterhorn gelangen Informationen aus der Peripherie in das Rückenmark und werden von dort weiter ins Gehirn geleitet.*

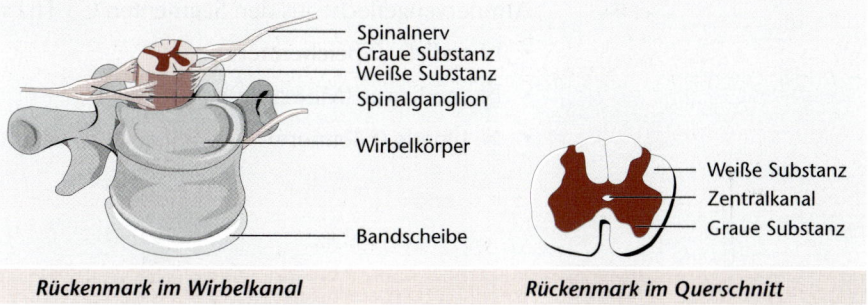

Abb. 14:
Lage und Querschnitt des Rückenmarks

Rückenmark im Wirbelkanal   *Rückenmark im Querschnitt*

1.9.2. Spinalnerven

Die aus dem Vorderhorn und Hinterhorn des Rückenmarks abgehenden Nervenwurzeln vereinigen sich zu einem Spinalnerv, der dann **segmentweise** den Wirbelkanal durch das Zwischenwirbelloch verläßt. Der Spinalnerv ist damit ein gemischter Nerv und führt sowohl ankommende sensible als auch abgehende motorische Anteile. Mit den Spinalnerven beginnt das periphere Nervensystem.

Es gibt 31 Paar Spinalnerven, die in den jeweiligen Segmenten das Rückenmark verlassen. Sie versorgen entsprechend ihrer Austrittshöhe aus dem Rückenmark ganz bestimmte Körperabschnitte (Segmente). Ein von einem bestimmten Rükkenmarkssegment sensibel versorgter Körperabschnitt wird als Dermatom bezeichnet.

Ausfälle oder Sensibilitätsstörungen in einem bestimmten Dermatom lassen somit auf eine Schädigung im Bereich der betreffenden Wurzel schließen.

■ *Vom Rückenmark gehen 31 Spinalnervenpaare ab, die sowohl ankommende als auch abgehende Fasern enthalten.*

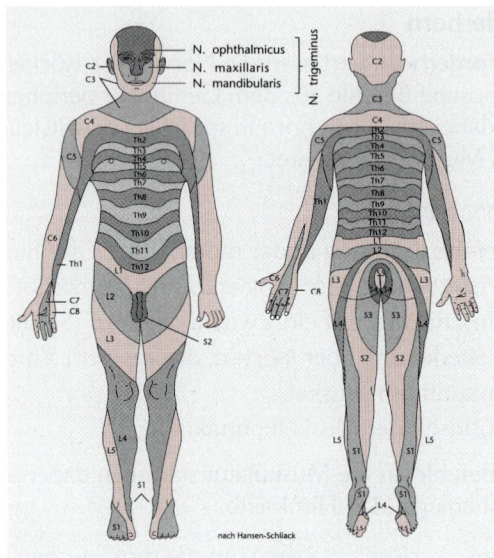

Abb. 15:
Segmentaler Aufbau - ein
Spinalnervenpaar versorgt
jeweils ein Segment

1.9.3. Spezielle periphere Nerven

Wegen ihrer klinischen Bedeutung ist die Kenntnis einiger Spinalnervengeflechte bzw. ihrer peripheren Nervenausläufer von Bedeutung.

Plexus cervicalis

Halsnervengeflecht aus den Segmenten C1-C4 vor allem zur Versorgung der Haut in der Schulter-Hals-Region. Von C4 wird außerdem das Zwerchfell innerviert, der wichtigste Atemmuskel.

Plexus brachialis

Armnervengeflecht aus den Segmenten C5-Th1 mit den drei großen Armnerven:

*   N. radialis (Speichennerv)
*   N. medianus (Mittelnerv)
*   N. ulnaris (Ellennerv)

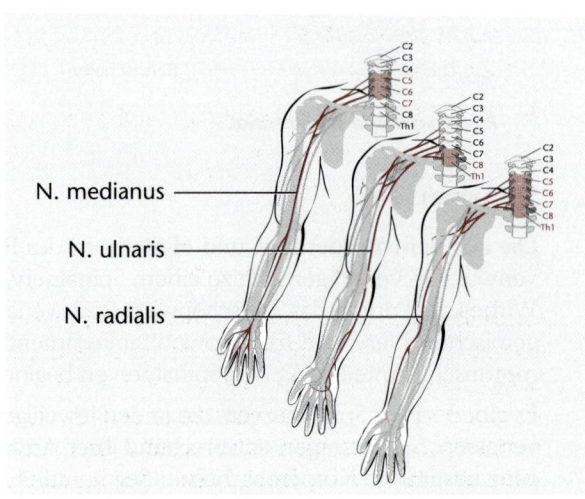

Abb. 16:
Die drei großen Armnerven
aus dem Plexus brachialis

Pexus lumbalis

Lendennervengeflecht mit seinem Hauptvertreter **N. femoralis**. Hauptversorgungsgebiet ist die untere Bauchwand und die Muskulatur an den Beinen.

Plexus sacralis

Der Plexus sacralis ist das größte Nervengeflecht des Menschen. Aus ihm geht der **Ischiasnerv** ab, der dickste und längste Nerv des menschlichen Körpers.

Plexus pudendus

Das Schamgeflecht versorgt hauptsächlich die äußeren Geschlechtsorgane.

1.9.4. Reflexe

Reflexe sind willensunabhängige Reaktionen auf bestimmte Reize. Man unterscheidet die **Eigenreflexe** von den sogenannten **Fremdreflexen**. Sie unterscheiden sich in einigen wesentlichen Merkmalen.

Eigenreflexe

Der Eigenreflex wird ausgelöst durch Dehnung einer Skelettmuskelsehne (Schlag mit dem Reflexhammer). Die Sehnenrezeptoren registrieren die Dehnung, leiten sie weiter auf das betreffende Rückenmarkssegment, wo der Reiz mit einer einzigen Schaltstelle zwischen ankommendem und abgehendem Neuron übertragen wird. Das abgehende Neuron führt zum gleichen Muskel, an dem es jetzt zur Kontraktion kommt.

Merkmale des Eigenreflexes:

- Reiz und Antwort im selben Organ
- sehr kurze Reflexzeit
- eine Schaltstelle

Beispiel:

- **Patella-Sehnen-Reflex**: Bei Schlag auf die Patellarsehne kommt es zur Kontraktion des M. quadriceps

Fremdreflexe

Beim Fremdreflex ist der Reflexbogen viel komplizierter, Ausgangspunkt des Reflexes ist meist die Haut.

Merkmale des Fremdreflexes:

- Reiz und Antwort in unterschiedlichen Organen (z.B. Haut-Muskel)
- längere Reflexzeit
- Auslösung von Reizintensität abhängig
- mehrere Schaltstellen

Beispiel:

- **Bauchhautreflex**: Streicheln der Bauchhaut führt zur Kontraktion der Bauchmuskeln

■ *Beim Eigenreflex erfolgt Reizaufnahme und Reizantwort am selben Organ, beim Fremdreflex findet Reizaufnahme und Reizantwort an unterschiedlichen Organen statt.*

1.10. Peripheres Nervensystem

Grundlage der Informationsübertragung in einem Organismus ist eine funktionierende Leitungsstruktur (Nervenzelle) und die Fähigkeit bestimmter Körperzellen, auf einen Reiz mit einer Reaktion zu antworten. Das periphere Nervensystem ist ein System von unendlich vielen Nerven, die das ZNS mit der Peripherie, den übrigen Körperabschnitten, verbinden. Die peripheren Nerven treten als Hirnnerven durch Löcher der Schädelbasis und als Spinalnerven durch die Zwischenwirbellöcher nach außen und ziehen zu Muskeln und Hautbezirken. Sie führen Befehle (Efferenzen) zur Peripherie und bringen Informationen (Afferenzen) von der Peripherie zum ZNS.

1.10.1.   Neuron (Nervenzelle)

Die Nervenzelle (Ganglienzelle oder Neuron) ist die kleinste, funktionelle Einheit des Nervensystems. Neurone unterscheiden sich in einigen wesentlichen Eigenschaften von anderen Körperzellen:

- Nervenzellen können sich nach Abschluß der Entwicklung nicht mehr teilen oder regenerieren
- Nervenzellen stehen untereinander über Zellfortsätze (Dendriten und Axone) in Verbindung
- die Informationsübertragung innerhalb der Nervenzellen findet über elektrische Signale statt.

■ *Nervenzellen können sich nach Abschluß der Entwicklung nicht mehr teilen.*

Aufbau der Nervenzelle

Eine Nervenzelle besteht aus:

- Zellkörper (Soma) mit Kern
- Dendrit (Informationsaufnahme)
- Axon (Befehlsweiterleitung und -abgabe)

Das **Axon** entspringt dem **Zellkörper** (Soma) und überträgt das Nervensignal an der **Synapse** auf andere Nerven, Muskeln oder Drüsenzellen.

Die Neurone werden von Bindegewebe (Gliazellen) umgeben. Diese **Gliazellen** dienen dem Schutz, der Stabilität und der Ernährung der Neurone. Beim peripheren Nerven werden die Gliazellen als **Schwannsche Zellen** bezeichnet, die dann das Axon schlauchförmig umhüllen. Diese schützende Ummantelung wird auch als **Myelinscheide** bezeichnet, die wie eine Isolierung wirkt und für eine schnellere Erregungsübertragung sorgt.

Im Verlauf einer Nervenfaser sind kleinere Einschnürungen in der Myelinscheide sichtbar, die sog. **Ranvierschen Schnürringe**. Hier hat das elekrische Signal kurzen Kontakt mit den umgebenden Zellen.

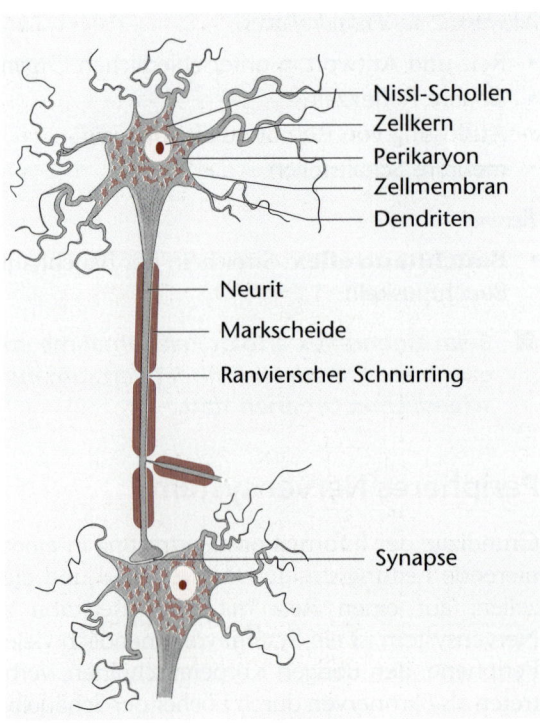

Abb. 17:
Bau einer Nervenzelle mit
Markscheide

1.10.2. Synapse

Synapsen dienen der Informationsübertragung zu anderen Zellen. Die Synapse ist die Kontaktstelle des Axons einer Nervenzelle mit einem anderen Neuron, einem Muskel oder einer Drüsenzelle.

Bau einer Synapse

Eine Synapse besteht aus drei Bereichen:
- Axon der Nervenzelle, von der die Erregung kommt
- synaptischer Spalt zwischen Axon und Zielzelle
- postsynaptische Membran der Zielzelle (z.B. Muskel)

Erregungsübertragung an der Synapse

Durch das elektrische Signal im Axon wird die Ausschüttung eines **Überträgerstoffes (Neurotransmitters)** aus den Speichervesikeln des Axons in den sy-naptischen Spalt bewirkt. Dieser Neurotransmitter diffundiert dann zur postsynaptischen Membran und lagert sich an speziellen Rezeptoren an, was dann wiederum zu einer elektrischen Veränderung der Zielzelle führt. Solche Neurotransmitter sind z.B. das **Acetylcholin** (Übertragung Nerv-Muskel), Noradrenalin oder Dopamin.

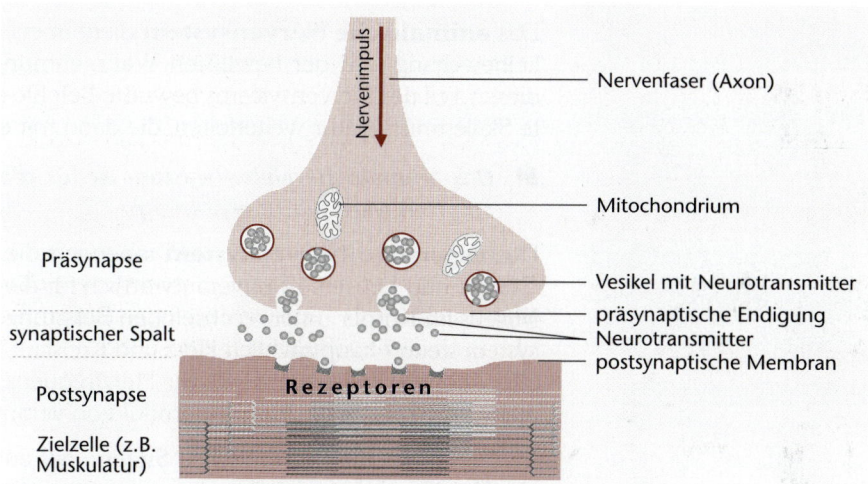

Abb. 18:
Synapse mit Vesikeln

1.10.3. Ruhepotential, Aktionspotential und Erregungsleitung

An der Membran lebender Zellen ist ein sog. **Ruhepotential**, das immer besteht, meßbar. Es kommt durch ungleiche intra- und extrazelluläre Ionenverteilung zustande und beträgt etwa 60-100mV (das Zellinnere ist negativ geladen). Ist der Reiz für eine Nervenfaser stark genug, kommt es zum **Aktionspotential**, der elektrischen Fortleitung des Signals.

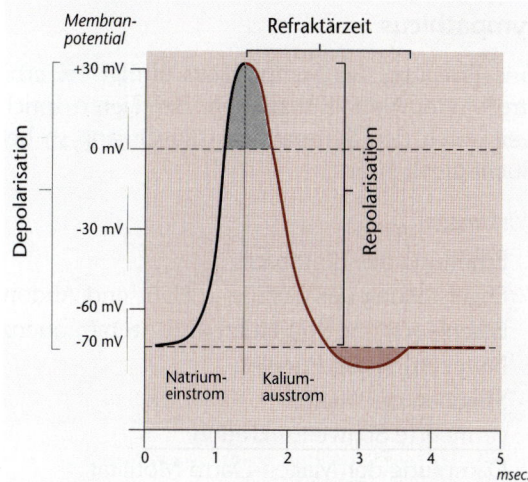

Abb. 19:
Messung des
Membranpotentials
während Depolarisation
und Repolarisation

Ablauf:

- das neg. Ruhepotential wird zu Null hin verschoben
- nach Erreichen einer kritischen Reizschwelle **(Schwellenpotential)** kommt es zum schnellen Anstieg der Na^+ - Leitfähigkeit, der **Depolarisation**
- anschließende **Repolarisation** mit Ausbildung der vorherigen Ladungsverhältnisse

Kurz nach der Depolarisation folgt die sog. **Refraktärzeit**, in der Nerv und Muskel auch durch starke Reize nicht erregbar sind. Die Depolarisation ist als „Alles oder Nichts"-Antwort zu verstehen, zu der es erst beim Erreichen des Schwellenpotentials kommt. Das entstandene Aktionspotential wird im Axon der Nervenfaser bis zu der Synapse wie in einem Kabel fortgeleitet.

■ *In der Refraktärzeit ist die Nervenfaser nicht erregbar.*

1.11. Vegetatives Nervensystem

Nach der Funktion teilt man das Nervensystem - unabhängig von der anatomischen Lage - in folgende zwei Bereiche ein:

- animalisches (willkürliches) Nervensystem
- vegetatives (autonomes) Nervensystem

Das **animalische Nervensystem** dient in erster Linie der willkürlichen Muskelbewegung und der bewußten Wahrnehmung. Der Organismus kann über diesen Teil des Nervensystems bewußte Befehle des Gehirns an die quergestreifte Skelettmuskulatur weiterleiten, die dann mit einer Kontraktion reagiert.

■ *Das animalische Nervensystem ist für die Willkürmotorik der quergestreiften Muskulatur zuständig.*

Das **vegetative Nervensystem** innerviert die glatte Muskulatur der inneren Organe und Drüsen. Es ist verantwortlich für die Aufrechterhaltung des inneren Milieus im Körper unter wechselnden Belastungen. Das unwillkürliche Nervensystem steuert hauptsächlich Herz und Kreislauf, innere Organe und auch Sexualfunktionen. Es ist somit z.B. für Herzfrequenz, Blutdruck, Darmaktivität und auch zum Teil für die Hormonproduktion verantwortlich.

Im Gegensatz zum hormonellen System, das auf eine langsame, chronische Signalübertragung spezialisiert ist, ist das vegetative Nervensystem schnell in der Lage, auf wechselnde Bedingungen zu reagieren.

Weitere Bezeichnungen:

- autonomes Nervensystem
- viszerales Nervensystem

Aufgrund antagonistischer (entgegengesetzter) Funktionen unterscheidet man Sympathicus und Parasympathicus.

1.11.1. Sympathicus

Eine Erregung des Sympathicus erfolgt bei erhöhter körperlicher Leistung, in Streß- oder Notfallsituationen. Bei Tieren spricht man vom sog. „Fluchtnerv", weil durch den Sympathicus die Organe so beeinflußt werden, daß sie einer Flucht dienlich sind.

Wirkungen:

- Erhöhung des Blutdrucks
- Engerstellung der Gefäße in Haut und Abdominalbereich
- Beschleunigung von Herz- und Atemfrequenz
- Erweiterung der Pupillen
- Sträuben der Haare
- vermehrte Schweißsekretion
- Dämpfung der Magen-Darm-Motilität

- Erschlaffung der Bronchialmuskulatur
- Erhöhung des Blutzuckerspiegels

Die Wirkungen des Sympathicus werden durch die Überträgerstoffe Adrenalin und Noradrenalin (NNM) vermittelt, die auf spezifische Rezeptoren einwirken.

■ *In Streßsituationen Erregung des Sympathicus.*

1.11.2. Parasympathicus

Der Parasympathicus dient dem Stoffwechsel, der Regeneration und dem Aufbau körperlicher Reserven.

Wirkungen:

- Verlangsamung von Herz- und Atemfrequenz
- Verengung der Pupillen
- Verstärkung der Magenmotilität , Förderung von Defäkation und Miktion
- Überträgerstoff des Parasympathicus ist das Acetylcholin.

■ *In Ruhe und Entspannung Vorherrschen des Parasympathicus.*

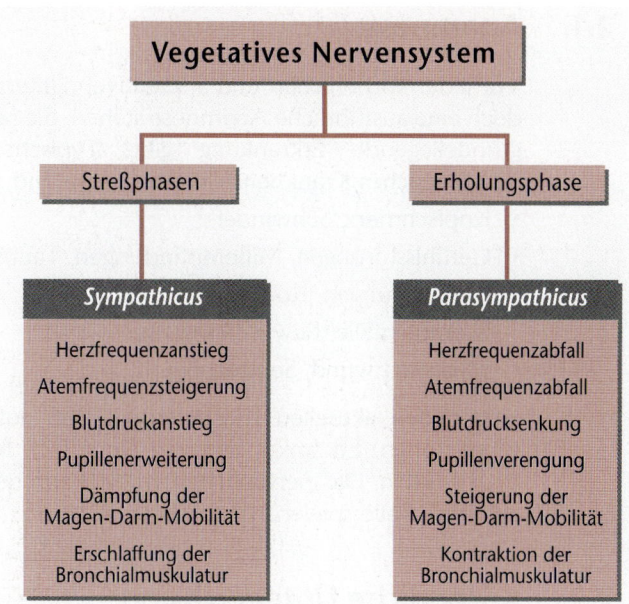

Abb. 20:
Wirkungen des Sympathicus
und Parasympathicus

2   *Neurologische Untersuchungsmethoden*

Die Neurologie ist die Lehre von den Erkrankungen des Nervensystems. Eine schematische Einteilung der neurologischen Erkrankungen ist sehr schwierig, weil das gesamte Nervensystem als eine funktionelle Einheit zu betrachten ist. Sowohl eine Einteilung nach anatomischen Strukturen und fest definierten Krankheitsbildern als auch nach neurologischen Syndromen ist möglich.

Viele neurologische Erkrankungen lassen sich nicht exakt nach Gehirn, Rückenmark und peripheren Nerven abgrenzen, da oft mehrere Strukturen gleichzeitig befallen sind. Daher ist eine starre Einteilung nach den anatomischen Strukturen nicht immer sinnvoll.

Es gibt eine Reihe spezieller standardisierter **Untersuchungsmethoden**, die Fehlfunktionen und Veränderungen des Nervensystems erkennen und erfassen.

2.1.   Anamnese

Vor jeder körperlichen und apparativen Untersuchung eines Patienten muß jedoch eine ausführliche Anamnese stehen, die häufig bereits Hinweise auf die zugrundeliegende Erkrankung gibt. Typische Beschwerden, die auf ein neurologisches Krankheitsbild hinweisen, sind z.B.:

- Kopfschmerz, Schwindel
- Gefühlsstörungen, Mißempfindungen, Taubheitsgefühl
- Gangstörungen, Koordinationsstörungen
- Krampfanfälle, Bewußtlosigkeiten
- Muskelschwund, Sehstörungen

Neben den aktuellen Beschwerden muß außerdem nach vorangegangenen Operationen, Erkrankungen und einer evtl. **Medikamenteneinnahme** gefragt werden. Das persönliche Umfeld kann bei manchen Erkrankungen ebenfalls eine Rolle spielen.

2.2.   Körperliche Untersuchung

Bei der körperlichen Untersuchung wird vor allem der Funktions- und Leistungszustand des Nervensystems geprüft und dabei ein **neurologischer Status** erhoben. Da viele neurologischen Symptome auch bei Erkrankungen innerer Organe auftreten, muß immer auch eine orientierende internistische Untersuchung (Herz-Kreislaufsystem, Leber, Lunge, etc.) erfolgen.

In der Neurologie kommt vor allem den Funktionsprüfungen eine große Bedeutung zu. Mit ihrer Hilfe und einer gewissenhaften Anamnese kann ein Großteil der Diagnosen bereits ohne aufwendige apparative Diagnostik gestellt werden. Das zur neurologischen Untersuchung benötigte Instrumentarium ist auch nicht sehr aufwendig. Wichtige Utensilien sind Reflexhammer, Taschenlampe, Wattebausch, Nadel, Vibrationsgabel, Stethoskop und Blutdruckmeßgerät.

Häufig können verschiedene, zueinander passende **Symptome** zu bestimmten Symptomgruppen, sogenannten **Syndromen**, zusammengetragen werden. Diese neurologischen Syndrome erlauben dann eine Lokalisation des Schadens oder eine Zuordnung der zugrundeliegenden Erkrankung.

2.2.1.   Untersuchung der Hirnnerven

Die grobe Untersuchung der 12 Hirnnerven gibt bereits wichtige Aufschlüsse über eventuelle Fehlfunktionen oder Ausfälle. Für jeden Hirnnerv gibt es typische Funktionsausfälle, so daß man den Schädigungsort damit eingrenzen kann.

Typische Symptomatik bei Schädigung der Hirnnerven:

- **I** - N. olfactorius (Riechnerv): Störungen des Geruchsinns
- **II** - N. opticus (Sehnerv): Sehstörungen, Einschränkungen des Gesichtsfeldes
- **III, IV, VI** - N. oculomotorius, N. trochlearis, N. abducens: Störungen der Augenmotorik und der Pupillenreaktion, Fehlstellungen des Augapfels
- **V** - N. trigeminus: Sensibilitätsstörungen der Gesichtshaut
- **VII** - N. facialis (Gesichtsnerv): Lähmung der Gesichtsmuskulatur, hängende Mundwinkel, mimische Muskulatur
- **VIII** - N. vestibulocochlearis: Schwindel, Nystagmus, Hörstörungen, Gleichgewichtsstörungen
- **IX** - N. glossopharyngeus: Schluckstörungen, Störungen des Würgereflexes
- **X** - N. vagus: Schlucklähmungen, Sensibilitätsstörungen im Bereich des Rachens
- **XI** - N. accessorius: Lähmungen im Bereich von Schulter und Halsmuskulatur
- **XII** - N. hypoglossus: Lähmung der Zungenmuskulatur mit einseitigem Abweichen der Zunge

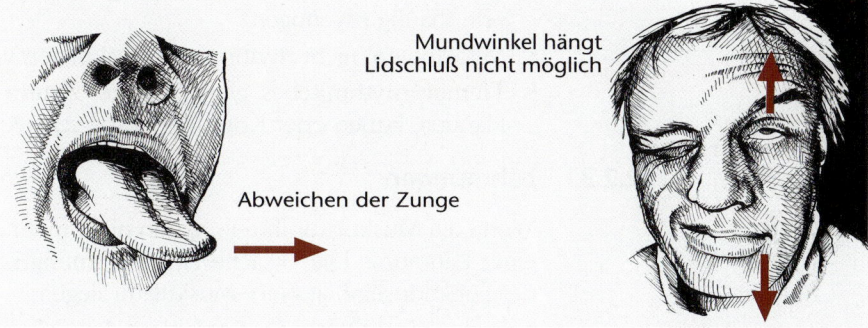

Abb. 21:
Abweichen der Zunge (Hypoglossusparese) und Lähmung der Gesichtsmuskulatur (periphere Fazialisparese links)

2.2.2. Untersuchungen der Motorik und des Bewegungsapparates

Da die Steuerung der Motorik durch das Nervensystem erfolgt, kann die Untersuchung von Motorik und Muskulatur wichtige Hinweise auf Ort und Art einer Schädigung geben. Untersucht werden Ausprägung, Funktion, Kraft und Tonus der Muskulatur. Die auftretenden Symptome können häufig einem typischen Krankheitsbild zugeordnet werden.

Muskelausprägung

Bei der Ausprägung der Muskulatur wird vor allem auf eine **Muskelatrophie** (Muskelschwund) geachtet. Sie ist bei peripheren **Nervenschädigungen** oder Inaktivität (Bettlägerigkeit, Immobilität) zu beobachten. Eine Muskelatrophie ist meist schon bei der äußeren Betrachtung sichtbar, die betroffene Muskelgruppe erlaubt eine Aussage über Ort und Ausmaß der Nervenschädigung.

Beispiel:

- Atrophie der Daumenballenmuskulatur beim Karpaltunnelsyndrom (Medianusschädigung)

■ *Eine Atrophie einer bestimmten Muskelgruppe ist meist Folge einer peripheren Nervenschädigung.*

Muskeltonus

Unter dem Muskeltonus versteht man den Spannungszustand der Muskulatur. Er kann beim passiven Bewegen eines Gelenkes beurteilt werden und entweder hyperton (gesteigert) oder hypoton (verringert) sein. Formen des erhöhten Muskeltonus sind z.B.:

- **Spastik**: spastische Tonuserhöhung der Muskulatur, z.B. bei zentralen Schädigungen (bestimmte Schlaganfälle)
- **Rigor**: wechselnder Dehnungswiderstand der Muskulatur, typisches Symptom von extrapyramidalen Erkrankungen (M. Parkinson)

Einen reduzierten Muskeltonus findet man z.B. bei **schlaffen Lähmungen**.

Muskelkraft

Störungen der Muskelkraft liegen bei **Paresen** (Schwäche) oder **Plegien** (Lähmungen) von Muskelgruppen vor. Der Übergang ist fließend, Ursache können zentrale (Schlaganfälle) oder periphere (Nervenverletzungen) Störungen des Nervensystems und auch Störungen der Muskulatur (Muskeldystrophie) sein.

Hyperkinesien

Hyperkinesien sind übermäßige Bewegungen (**Überaktivitäten**) der Muskulatur. Man unterscheidet folgende Arten von Hyperkinesien, die häufig typisch für ein bestimmtes Krankheitsbild sind:

- Chorea: plötzlich unbeabsichtigt einschießende, schnellende Bewegungen der Extremitäten (z.B. bei Chorea Huntington)
- Ballismus: grobe Schleuderbewegungen der Extremitäten, ähnlich der Chorea
- Athetose: langsame, schraubende Bewegungen von Händen und Füßen (z.B. Chorea Huntington)
- Tics: sich wiederholende Bewegungsabläufe, z.B. Augenzwinkern, Stirnrunzeln (häufig psychogen)
- Myoklonien: nicht rhythmische Zuckungen verschiedener Muskelgruppen
- Tremor: rhythmisches, gleichförmiges Zittern oder Bewegen von Fingern, Händen, Füßen oder Kopf (Parkinson'sche Krankheit, Alkoholabusus)

2.2.3. Lähmungen

Wenn die Muskulatur ihre Funktion nicht mehr ausüben kann, spricht man von einer Lähmung. Die Ursache einer Lähmung kann an verschiedenen Punkten der Funktionseinheit Nerv-Muskulatur liegen:

- in den motorischen Rindenfeldern des Gehirns bis zum Vorderhorn des Rückenmarks (**zentrale** Lähmung)
- in den peripheren Nervenbahnen ab dem Vorderhorn des Rückenmarks (**periphere** Lähmung)
- im Muskel selbst (**myogene** Lähmung)

Die Grenze zwischen der zentralen und peripheren Lähmung liegt dabei im Vorderhorn des Rückenmarks, in dem das 1. motorische Neuron endet und das 2. motorische Neuron beginnt.

Je nach dem Ausmaß der Schädigung fallen unterschiedlich viele Muskelgruppen aus. Man spricht von:

- Paresen: inkomplette Lähmungen einzelner Muskelgruppen
- Plegien: kompletter Ausfall der motorischen und sensiblen Funktionen einzelner Bereiche
- Paraplegien: symmetrische Lähmung beider Beine
- Tetraplegien: komplette Lähmung der Arme und Beine

Zentrale Lähmung

Zentrale Lähmungen werden verursacht durch eine Schädigung im Verlauf des ersten Motoneurons, das von der Hirnrinde durch das Rückenmark bis zum Vorderhorn zieht. Häufigste Ursachen sind Tumoren und Schlaganfälle.

Klinik:

- **spastische** Lähmung
- gesteigerte Eigenreflexe
- pathologische Reflexe
- keine Muskelatrophie

Periphere Lähmung

Periphere Lähmungen werden verursacht durch eine Schädigung im Verlauf des zweiten Motoneurons, das vom Vorderhorn des Rückenmarks zum peripheren Muskel zieht. Häufigste Urachen sind periphere Nervenschädigungen.

Klinik:

- **schlaffe** Lähmungen
- Muskelatrophie
- fehlende Eigenreflexe

■ *Zentrale Lähmungen sind spastische Lähmungen, periphere Lähmungen sind schlaffe Lähmungen.*

2.2.4. Koordinationsprüfungen

Für die Koordination der komplexen Steuerung der Bewegungsabläufe ist neben anderen Zentren des Gehirns vor allem das **Kleinhirn** verantwortlich. Zur Erfassung der Koordinationsstörungen (**Ataxie**) dienen eine Reihe von einfachen Standardtests:

- Finger-Nase-Versuch: Treffen der Nasenspitze mit dem Zeigefinger bei geschlossenen Augen
- Knie-Hacke-Versuch: Herunterfahren der Ferse auf der Schienbeinkante des anderen Beines
- Diadochokineseprüfung: gleichzeitiges Schrauben der rechten und linken Hand
- Unterberger Tretversuch: Treten auf einer Stelle mit geschlossenen Augen
- Gangversuch: gerades Gehen ohne Richtungsabweichung

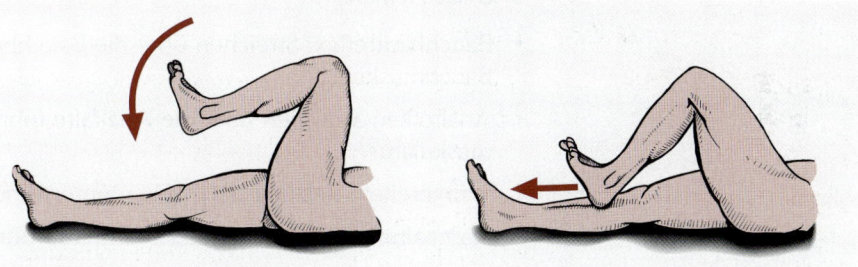

Abb. 22:
Knie-Hacke-Versuch
als Beispiel einer
Koordinationsprüfung

2.2.5. Reflexprüfungen

Reflexe sind unwillkürliche, stereotype Reaktionen des Nervensystems auf einen Reiz. Man unterscheidet Eigenreflexe und Fremdreflexe. Die Kenntnis der wichtigsten Eigen- und Fremdreflexe ist für die klinische Untersuchung und Diagnostik von großer Bedeutung. Bei der Prüfung ist auf folgende Kriterien zu achten:

- Reflexlebhaftigkeit
- Seitendifferenzen
- Auslösbarkeit
- Reflexzonenverbreiterung

Eigenreflexe (Muskeldehnungsreflexe)

Bei den Eigenreflexen sind Reizort und Erfolgsorgan (quergestreifte **Muskulatur**) identisch. Nach einer Muskeldehnung (z.B. durch Schlag auf die Sehne) kommt es zur reflektorischen Muskelkontraktion mit Muskelverkürzung. Die Reflexbahn läuft hierbei über ein bestimmtes Rückenmarkssegment.

■ *Eigenreflexe sind nicht ermüdbar und laufen nach dem „Alles oder Nichts"-Gesetz ab. Reizort und Erfolgsorgan sind identisch.*

Typische Eigenreflexe:

- Bicepssehnenreflex
- Tricepssehnenreflex
- Patellarsehnenreflex
- Achillessehnenreflex
- Radiusperiostreflex

An allen Stellen des Reflexbogens sind Schädigungen, die zur Reflexabschwächung oder Verstärkung führen können, denkbar. Mögliche Schädigungsorte sind z.B. Muskel (Muskelerkrankung), motorische Endplatte (Myasthenia gravis), Spinalganglion (Syphilis im Spätstadium) oder der Spinalnerv (Bandscheibenvorfall).

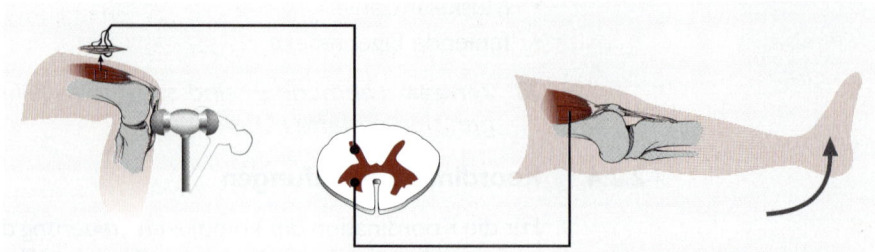

Abb. 23:
Schematischer Ablauf eines
Eigenreflexes

Fremdreflexe

Im Gegensatz zum Eigenreflex sind beim Fremdreflex Reizort und Erfolgsorgan nicht identisch. Bei den wichtigsten Fremdreflexen ist der Reizempfänger die **Haut** und der Reizbeantworter die **Muskulatur**. Der Reflexbogen des Fremdreflexes ist damit wesentlich länger und komplexer aufgebaut. Der Ausfall eines Fremdreflexes hängt häufig mit einer Schädigung der Pyramidenbahnen, die Befehle aus der Großhirnrinde an die zuständigen Spinalnerven leiten, zusammen.

Wichtige Fremdreflexe:

• Bauchhautreflex: Streichen über die Bauchhaut führt zur Kontraktion der Bauchmuskeln

• Analreflex: Streichen über die Analfalte führt zur Kontraktion der Schließmuskulatur

• Würgereflex: Reizung der Rachenhinterwand löst Würgen aus

• Kornealreflex: Berührung der Hornhaut führt zum Lidschluß

• Kremasterreflex: Bestreichen der Oberschenkelinnenseite für zum Anheben des Hodens

■ *Fremdreflexe sind ermüdbar. Reizort und Erfolgsorgan sind unterschiedlich.*

	Eigenreflex	**Fremdreflex**
Reflexbogen	über ein Rückenmark-segment	über die langen Bahnen des Rückenmarks
Reizort/Reizantwort	gleich	unterschiedlich
Ermüdbarkeit	nein	ja
Beispiel	Patellasehnenreflex	Bauchhautreflex

Tab. 1:
Merkmale von Eigen- und
Fremdreflexen

Pathologische Reflexe

Pathologische Reflexe treten nur bei Schädigungen von Nervenbahnen im ZNS auf. Zu den wichtigsten pathologischen Reflexen gehört der **Babinski-Reflex**, bei dem es nach Bestreichen der Fußsohle zum Anheben der Großzehe kommt.

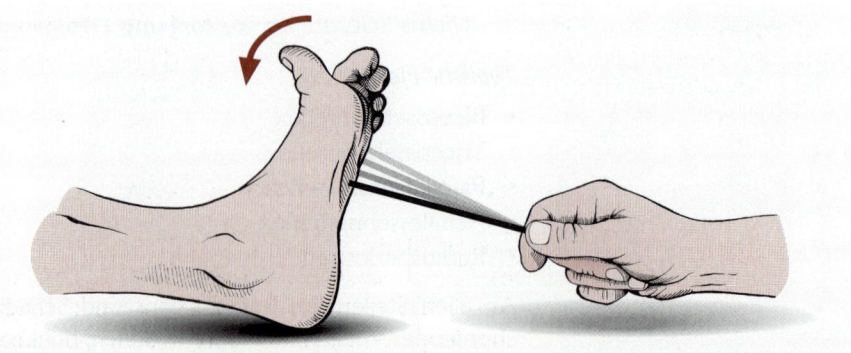

Abb. 24:
Babinski-Reflex als typisches
Beispiel eines pathologischen
Reflexes

2.2.6. Sensibilitätsprüfungen

Unter der Sensibilität versteht man Empfindungen, die durch Sensoren und Rezeptoren der Haut und Gelenke vermittelt werden. Man unterscheidet verschiedene Qualitäten der Sensibilität:

- Temperatur
- Schmerz
- Berührung
- Druck
- Vibration

Die sensibilitätsvermittelnden Nervenbahnen verlaufen über das Spinalganglion in das Hinterhorn des Rückenmarks und ziehen von dort innerhalb der weißen Substanz zum Großhirn. Sensibilitätsstörungen haben ihre Ursache auf Ebene der peripheren Nerven oder des Rückenmarks. Während bei Schäden des Rückenmarks oder Spinalnerven das entsprechende **Dermatom** betroffen ist, führt eine periphere Nervenschädigung zu einem Ausfall im entsprechenden **Hautareal**, das der Nerv versorgt.

2.2.7. Bewußtseinsprüfungen

Besonders schwere zentrale Schäden gehen mit einer Störung des Bewußtseins einher. Mit zunehmender Schwere der Bewußtseinsstörung liegen vor:

- **Benommenheit**: leichte Bewußtseinstrübung mit Wortbildungsstörungen, herabgesetzter Leistungs- und Merkfähigkeit
- **Somnolenz**: Benommenheit mit Schläfrigkeit, jederzeit erweckbar
- **Sopor**: schwere Bewußtseinstrübung mit kurzzeitiger Erweckbarkeit bei starkem Anruf und Reaktion auf Schmerzreizen, aber ohne spontane Aktion
- **Koma**: schwerster Grad der Bewußtseinsstörung, durch äußere Reize nicht erweckbar, keine Reaktion auf Schmerzreize

Die Schwere der Bewußtseinsstörung wird auch nach dem Glasgow-Koma-Skale eingeteilt, bei dem verschiedene Kriterien abgeprüft werden und so eine genauere Bewertung möglich ist.

Kriterium	Reaktion	Bewertung
Augen öffnen	spontan	4
	nach Ansprache	3
	nach Schmerzreiz	2
	fehlend	1
Beste motorische Reaktion	folgt Aufforderungen	6
	gezielte Reaktion auf Schmerzreiz	5
	ungezielte Reaktion auf Schmerzreiz	4
	atypische Beugemechanismen	3
	Streckmechanismen	2
	fehlende Reaktion	1
Beste verbale Reaktion	orientiert	5
	desorientiert, konfuse Antwort	4
	inadäquate Worte	3
	unverständliche Laute	2
	fehlend	1

Tab. 2:
Glasgow-Koma-Skale zur
Einteilung einer
Bewußtseinsstörung

2.2.8. Vegetative Funktionsprüfungen

Das vegetative, unwillkürliche Nervensystem innerviert die glatte Muskulatur aller Organe und regelt die lebenswichtigen Funktionen wie Atmung, Kreislauf, Verdauung, Stoffwechsel, Sekretion und Fortpflanzung. Störungen des Vegetativums gehen daher mit entsprechenden Funktionsstörungen einher.

Zu den Funktionsprüfungen des Vegetativums gehören z.B. :

- Prüfung der Blasen-Mastdarm-Funktion
- Prüfung des Kreislauf (Puls, Blutdruck)
- Prüfung der Atmung
- Beurteilung der Schweißsekretion mittels spezieller Tests (Minorscher Schweißversuch zur Prüfung der Stärke und Intensität der Schweißbildung)

2.3. Labortechnische Untersuchungen

Neben den klinischen Untersuchungen gibt es eine ganze Reihe Labor- und technischer Spezialuntersuchungen.

2.3.1. Liquoruntersuchung

Der Liquor wird durch eine Punktion des Duralsacks auf Höhe des 3.-5. Lendenwirbels gewonnen (**Lumbalpunktion**). Dazu setzt oder legt sich der Patient mit nach vorne geneigtem Oberkörper und krümmt den Rücken („Katzenbuckel"). Der Untersucher kann dann zwischen zwei Dornfortsätzen die Punktion durchführen.

Normalbefunde bei Liquorpunktion:

- wasserklarer, farbloser Liquor
- pH: 7,30-7,33
- Glukosegehalt: 40-70mg/100ml
- 0-10/3 Zellen (Drittel-Zellen = Internationale Einheit, basierend auf einer bestimmten Zählkammer)
- Eiweißgehalt: 15-45mg/100ml

Veränderungen des Liquors in Farbe oder Gehalt geben Hinweise auf verschiedene Erkrankungen. Wichtig zur Diagnosesicherung ist der Liquorbefund vor allem bei Verdacht auf Meningitis, Enzephalitis oder Blutungen. Bei entzündlichen Erkrankungen findet sich ein trüber Liquor, erhöhte Zellzahlen und eine Verminderung des Glukosegehaltes. Bei Hirnblutungen ist der Liquor blutig

■ *Bei Verdacht auf Meningitis Liquorpunktion.*

Komplikationen:

Komplikationen sind selten. In Einzelfällen kann es zu Reizungen der Nervenwurzeln, Hämatomen und **Kopfschmerzen** kommen. Bei **Hirndrucksteigerungen** darf keine Liquorpunktion durchgeführt werden, da sonst eine Einklemmung des Hirnstammes im Hinterhauptsloch droht.

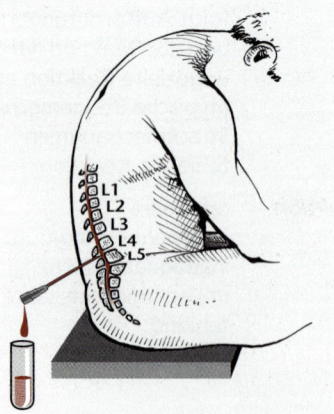

Abb. 25:
Lumbalpunktion zur
Entnahme von Liquor

2.3.2. Elektroencephalographie (EEG)

Beim EEG werden Potentialschwankungen der Gehirnzellen an der Kopfhaut abgeleitet und aufgezeichnet. Das EEG ist somit Spiegel der elektrischen Aktivität des Gehirns. Je nach Form und Amplitude der Wellen kann man eine Aussage über die elektrische Aktivität und damit über mögliche Erkrankungen des Gehirns machen. Das EEG findet vor allem Anwendung bei Beurteilung von Krampfleiden oder Verdacht auf Tumoren.

Typische EEG-Befunde:

- **Allgemeinveränderungen**: generalisierte, über allen Ableitungspunkten nachweisbare Auffälligkeiten (Frequenzverlangsamungen, -erhöhungen), z.B. bei Hypoxien, Koma, diffusen Hirnentzündungen
- **Herdbefunde**: bei begrenzten Störungen (z.B. Tumoren) können einzelne Wellen über bestimmten Bereichen verändert sein
- **Krampfpotentiale**: typische Wellenformen, die bei den Epilepsien auftreten und dann auch eine Diagnose ermöglichen (Krampfspitzen, Wellen)

■ *Das EEG hat seine Hauptbedeutung bei Diagnose und Lokalisation von Anfallsleiden.*

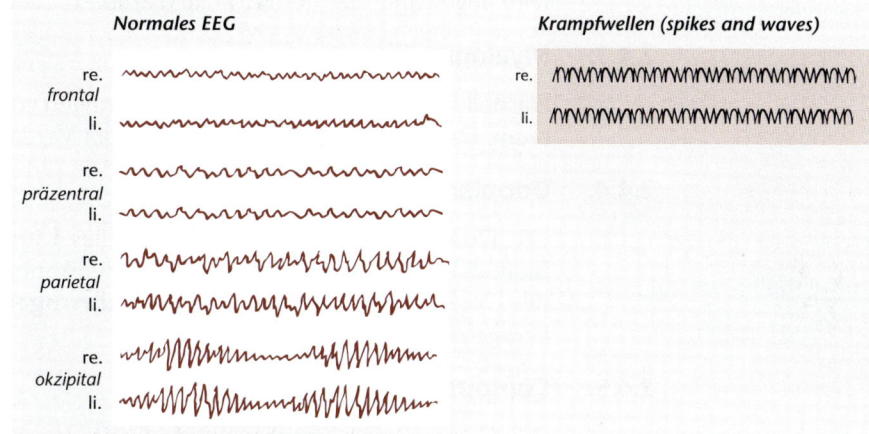

Abb. 26:
Typisches normales EEG (links) und pathologisches EEG mit Krampfpotential bei Anfallsleiden (rechts)

2.3.3. Elektromyographie (EMG)

Bei dem EMG wird über eine dünne, in den Muskel eingestochene, Elektrode die elektrische Aktivität der Muskelzellen gemessen. Das EMG dient vor allem der Differenzierung von nerval und muskulär bedingten Lähmungen.

2.3.4. Elektroneurographie (ENG)

Mit Hilfe der ENG mißt man die **Nervenleitgeschwindigkeit** (NLG). Die Bestimmung der Nervenleitgeschwindigkeit dient der Diagnostik von peripheren Nervenschäden (Verletzungen, Leitungsunterbrechungen) oder Erkrankungen der Markscheide (Multiple Sklerose). Dabei wird der betreffende Nerv durch eine Elektrode elektrisch gereizt und das entstehende Aktionspotential von einer zweiten entfernten Elektrode aufgezeichnet.

Die normale NLG beträgt 40-50 m/s. Bei Nervenschäden ist sie entweder verlangsamt oder nicht meßbar.

2.3.5. Evozierte Potentiale

Durch die evozierten Potentiale erfolgt die Messung der Reizleitung im zentralen Nervensystem. Dazu wird ein Sinnesorgan gereizt (akustisch, visuell) und gleichzeitig die Aktivität der entsprechenden Hirnareale gemessen (mittels Hirnstromableitung). Die **akustisch evozierten Potentiale** (AEP) haben beispielsweise Bedeutung in der Frühdiagnose der Multiplen Sklerose.

2.3.6. Biopsie

Die Entnahme und anschließende feingewebliche Aufarbeitung einer **Gewebeprobe** dient der ergänzenden und genaueren Diagnostik. Das Verfahren wird vor allem im Bereich des Muskel- und Nervengewebes durchgeführt, wobei eine Entnahme von Nervengewebe zu bleibenden Störungen führen kann.

2.4.   Neuroradiologische Untersuchungen

Bildgebende Verfahren haben sich in der Diagnostik des ZNS wie in allen anderen Körperbereichen bewährt. Eine weiterführende Diagnostik im Bereich des ZNS ist insbesondere ohne Computer- und Kernspintomographie nicht mehr denkbar.

2.4.1.   Röntgenaufnahme

Eine Röntgenaufnahme dient der Darstellung der knöchernen Strukturen von Schädel und Wirbelsäule. Um die Hirngefäße und den Spinalkanal sichtbar zu machen, muß zusätzlich ein Kontrastmittel gespritzt werden (**Angiographie** bzw. **Myelographie**).

2.4.2.   Zerebrale Angiographie

Darstellung der Hirngefäße durch Gabe von Kontrastmittel. Die Angiographie wird angewandt bei Verdacht auf Tumoren oder Gefäßmißbildungen.

2.4.3.   Myelographie

Darstellung des Spinalkanals durch Einbringen von Kontrastmittel in den Liquorraum. Das Verfahren erfolgt vor allem bei Verdacht auf Rückenmarkstumoren.

2.4.4.   Dopplersonographie

Die Dopplersonographie ist ein spezielles Ultraschallverfahren, mit dem der Blutfluß in den Gefäßen dargestellt werden kann. Das Verfahren dient vor allem der Diagnostik von **Durchblutungsstörungen** im Bereich der zuführenden Hirngefäße (A. carotis).

2.4.5.   Computertomographie (CT)

Die Computertomographie wurde Ende der 60er Jahre von dem englischen Physiker Hounsfield entwickelt. Sie ermöglicht unter geringer Strahlenbelastung scheibchenförmige Schnitte (Transversalschnitte) des Körpers anzufertigen.

In der Neurologie ist vor allem das cranielle Computertomogramm (CCT) des Schädels von Bedeutung. Es bietet wesentliche, weiterführende diagnostische Hinweise bei:
- Hirntumoren (Lokalisation und Ausbreitung)
- Schlaganfällen (Lokalisation, Unterscheidung von Blutungen oder Ischämien)
- Schädel-Hirn-Traumen
- entzündlichen Prozessen (Abszesse)
- degenerative Erkrankungen (Alzheimer)

Auch hier ist häufig die Gabe von Kontrastmittel notwendig, um bestimmte Strukturen noch besser darstellen zu können (**Kontrastmittel-CT**).

■   *Das CCT ist das wichtigste und am häufigsten eingesetzte bildgebende Verfahren in der neurologischen Diagnostik.*

2.4.6.   Kernspintomographie

Die Kernspintomographie ist ein neueres Verfahren, bei dem Magnet- und Hochfrequenzfelder angewendet werden. Die Kernspintomographie ist nicht als Alternative, sondern als Ergänzung zum CT zu betrachten.

Im Gegensatz zum CT hat die Kernspintomographie praktisch **keine Strahlenbelastung**, da hier körpereigene Schwingungen, die mit einem Magnetfeld ausgelöst werden, aufgezeichnet werden.

Bei der Kernspintomographie können außerdem Aufnahmen in **drei Ebenen** angefertigt werden, zudem lassen sich vor allem Prozesse im Kleinhirnbereich und Spinalkanal **genauer** darstellen. Nachteil sind die derzeit noch hohen Kosten.

■   *Kernspintomographie: Keine Strahlenbelastung, Aufnahme in mehreren Ebenen und genauere Darstellung.*

2.4.7. Szintigraphie

Gabe von radioaktiven Stoffen, die sich in bestimmten Geweben (Hirn, Knochen, Liquor) anreichern. Danach erfolgt die Messung der Strahlung und Darstellung mit einer Röntgenuntersuchung.

Abb. 27:
Bildgebende Verfahren im
Bereich des Schädels

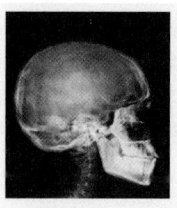 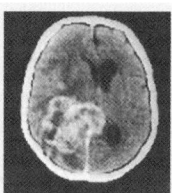 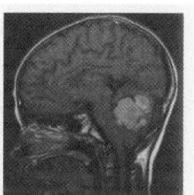 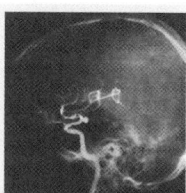

| Röntgenbild | Computertomogramm | Kernspintomogramm | Arteriographie |
| *(hier: Normalbefund)* | *(hier: Hirntumor)* | *(hier: Hirntumor)* | *(hier: Aneurysma)* |

3 Frühkindliche Hirnschäden und Mißbildungen

Die Entwicklung des ZNS beginnt ungefähr am 22. Tag der Schwangerschaft und ist zum Zeitpunkt der Geburt noch nicht abgeschlossen. In den **ersten drei Schwangerschaftsmonaten** ist die Gefahr einer Mißbildung des ZNS besonders hoch. Als mögliche Ursachen vorgeburtlicher (pränataler) Fehl- und Mißbildungen kommen viele Faktoren in Frage.

Ursachen:

• Medikamente, Alkohol oder Drogen

• Strahlen

• Stoffwechselerkrankung der Mutter

• Infekte (Viren, Bakterien)

• Spontanmutationen

• Erbkrankheiten

Je nach Einwirkungsdauer und -intensität der schädigenden Einflüsse bilden sich entsprechend schwerwiegende Schäden aus. Ebenso kann es unter der Geburt (perinatal) und nach der Geburt (postnatal) zu Schädigungen kommen.

Perinatal sind dies insbesondere Gefahren durch Sauerstoffminderversorgung (**Hypoxie**) bei arteriellen Durchblutungsstörungen (Nabelschnurkompression) oder durch ödematöse Durchsaftung des Gehirns bei venösen Abflußbehinderungen.

Postnatal stehen vor allem bakterielle Infektionen als Ursache frühkindlicher Hirnschädigung im Vordergrund.

■ *Eine frühkindliche Hirnschädigung kann während der Schwangerschaft, während der Geburt und nach der Geburt ihre Ursache haben.*

3.1. Pränatale Schädigungen

3.1.1. Medikamente

Ein verläßlicher Nachweis über die Auswirkungen von Medikamenten während der Schwangerschaft ist schwierig. Einige während der Schwangerschaft verabreichten Medikamente können aber zu typischen Embryopathien führen. Klassisches Beispiel ist die in den 60iger Jahren aufgetretene Thalidomid-Embryopathie (Contergan-Kinder), die zu ausgeprägten Mißbildungen der Extremitäten geführt hat. Weitere potentiell schädigende Medikamente sind:

• Antiepileptika: Minderwuchs, geistige Retardierung

• Morphinanalgetika: Atemdepression, Apathie, Entzugserscheinungen

• Cumarine (Warfarin): Minderwuchs, Linsentrübung

• Thyreostatika: Kretinismus, Schilddrüsenunterfunktion

• Sulfonamide: Ikterus

• Tetrazykline: Gelbfärbung der Zähne

• Aminoglykoside: Schädigung des Hörnervs

• Zytostatika: Abort, Mißbildungen

3.1.2. Alkohol und Drogen

Die Schädigung des Ungeborenen durch chronischen Alkoholismus der Mutter ist eine der klinisch bedeutsamsten Embryopathien geworden. Die Alkoholembryopathie bietet ein typisches Bild mit Minderwuchs, Untergewicht und geistiger und motorischer Retardierung.

Bei Drogenabusus -insbesondere von Halluzinogenen (LSD)- während der Schwangerschaft kommt es zu Fehlentwicklungen von Gehirn, Leber und Teilen des Skelettsystems.

■ *Chronischer Alkoholmißbrauch während der Schwangerschaft führt zu Minderwuchs, geistiger Retardierung und vermehrten Mißbildungen.*

3.1.3. Strahlen

Je jünger die Frucht, desto größer das Risiko für strahlenbedingte Schäden. In den ersten zwei Schwangerschaftsmonaten ist das Mißbildungsrisiko deutlich höher als gegen Ende der Schwangerschaft. Obwohl die Strahlendosis einer einzelnen Röntgenaufnahme während der Schwangerschaft wohl unter dem bedenklichen Bereich liegt, sollte man jegliche Röntgenaufnahmen während der Schwangerschaft vermeiden.

Klinik:

* Minderwuchs
* Schädigung des ZNS mit geistiger Retardierung

Bei Strahleneinfluß in der Fetalperiode kommt es wegen der abgeschlossenen Organanlage zu keinen Mißbildungen mehr, jedoch treten gehäuft maligne Erkrankungen vor allem des blutbildenden Systems auf (Leukämien).

■ *Keine Bestrahlung, nuklearmedizinische oder röntgenologische Untersuchung während der Schwangerschaft.*

3.1.4. Stoffwechselerkrankung der Mutter

Kinder von Müttern mit Diabetes kommen meist übergewichtig zur Welt und sind seitens ihrer Atmung (ggf. Atemnotsyndrom) und ihrer Hypoglykämie stark gefährdet. Als bedeutendste Mißbildung finden sich Veränderungen der unteren Anteile der Wirbelsäule mit neurologischen Ausfällen.

3.1.5. Infektionen

Klinisch bedeutsamste Infektion während der Schwangerschaft sind die Röteln. Bei Infektion einer schwangeren Frau geht das Virus auf den Feten über und kann dort folgende typische Mißbildungen verursachen:

* Taubheit
* Blindheit (grauer Star)
* Herzfehler

■ *Jede Frau mit Kinderwunsch sollte ihren Rötelnantikörpertiter bestimmen und sich ggf. impfen lassen.*

3.1.6. Spontanmutationen

Spontanmutationen sind sich spontan ausbildende Veränderungen an der DNA, der Erbsubstanz des Menschen. Es ist nicht immer möglich, diese zu erkennen, da Spontanmutationen für sich alleine noch keine Krankheit auslösen müssen.

3.1.7. Erbkrankheiten

Verschiedene Erbkrankheiten gehen mit Mißbildungen oder Funktionsstörungen des ZNS einher:

* Marfan-Syndrom
* Neurofibromatose
* Alport-Syndrom

Insgesamt sind solche Chromosomenanomalien selten und sollten im Zweifelsfall in der genetischen Sprechstunde einer großen Klinik erörtert werden.

3.2. Spezielle angeborene Störungen

3.2.1. Frühkindlicher Hirnschaden

Eine von Geburt an oder kurz nach der Geburt erworbene Hirnschädigung wird als **frühkindlicher Hirnschaden** bezeichnet. Mögliche Folge der Schädigung ist ein Mangel an Intelligenz bzw. psychischen Fähigkeiten bis hin zur **Oligophrenie** (Schwachsinn).

Ursachen:

- Chromosomenanomalien (z.B. Down-Syndrom)
- Stoffwechselstörungen (z.B. angeborene Unterfunktion der Schilddrüse, Phenylketonurie)
- Sauerstoffmangel während Schwangerschaft oder Geburt (Hypoxie)
- Infektionen oder schädliche Einflüsse während Schwangerschaft oder Geburt (z.B. Toxoplasmose, Alkohol, Drogen)

Oft bleibt die Ursache allerdings unklar und ist nicht zu klären.

Klinik:

- Intelligenzminderung
- Verhaltensauffälligkeiten
- motorische Störungen
- Neigung zu epileptischen Anfällen

Bei der neurologischen **Untersuchung** können die Entwicklungsstörungen nachgewiesen werden. Im **CT** und **EEG** sind ebenfalls meist pathologische Befunde feststellbar.

Therapie:

- gezielte Förderung vorhandener Fähigkeiten
- Physiotherapie
- bei schweren Formen medikamentöse Krampfprophylaxe

3.2.2. Syringomyelie

Die Syringomyelie ist eine durch eine embryonale Entwicklungsstörung verursachte **Höhlenbildung im Rückenmark**. Durch das zunehmende Wachstum kommt es zu einer Vergrößerung der Hohlräume bis zum Erwachsenenalter. Die ersten Symptome treten meist erst zwischen dem 20. und 30. Lebensjahr auf, oft liegen noch andere zusätzliche Mißbildungen vor.

Klinik:

Die klinische Symptomatik hängt von der Lokalisation und Größe der Hohlraumbildung ab. Es finden sich:
- Schmerzen (Schulter, Arm)
- Störungen des Schmerz- und Temperaturempfindens (unbemerkte Verbrennungen)
- bei starker Ausprägung zusätzlich schlaffe oder spastische Lähmungen
- evtl. Hirnnervenausfälle

■ *Charakteristisches Symptom der Syringomyelie sind Störungen der Sensibilität und des Temperaturempfindens.*

Die Diagnose wird durch eine **Kernspintomographie** des Rückenmarks gestellt, in der die Höhlenbildung sichtbar wird.

Therapie:

Eine kausale Therapie ist nicht möglich. Die Behandlung erfolgt symptomatisch:
- Schmerztherapie
- Liquorshunt zur Verminderung des Liquordruckes in den Höhlen
- Krankengymnastik

3.2.3. Dysrhaphien (Spaltbildungen)

Dysrhaphien sind Spaltbildungen im Bereich des **Neuralrohres**. Ursächlich ist eine Störung des Neuralrohrschlusses während der Embryonalentwicklung. Am häufigsten sind Spaltbildungen im Bereich der Lendenwirbelsäule und des Steißbeins zu finden.

Spina bifida (Rhachischisis)

Die Spina bifida ist eine angeborene Spaltbildung eines oder mehrerer **Wirbelbögen**, oft kombiniert mit einem Vorfall von Hirnhäuten und Rückenmark. Der physiologischerweise während der Embryonalentwicklung einsetzende Verschluß des Neuralrohres und das Verschmelzen der embryonal geteilt angelegten Wirbelkörper bleibt hierbei aus. Etwa 1 Kind auf 2.000 Geburten ist von dieser Mißbildung betroffen.

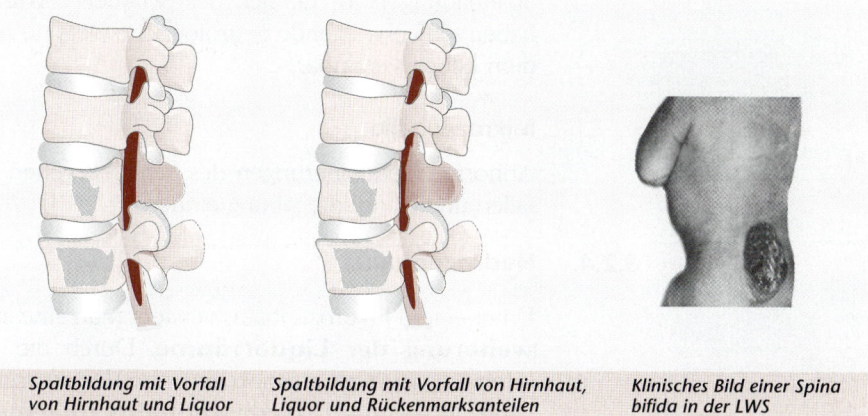

Spaltbildung mit Vorfall von Hirnhaut und Liquor   *Spaltbildung mit Vorfall von Hirnhaut, Liquor und Rückenmarksanteilen*   *Klinisches Bild einer Spina bifida in der LWS*

Abb. 28:
Spina bifida - die angeborenen Spaltbildungen finden sich meistens im Bereich der Lendenwirbelsäule

Ausprägungsformen:

Die Ausprägung der Spina bifida reicht von der unbemerkten, oft zufällig erkannten, leichten Wirbelkörperspaltbildung (Spina bifida occulta) bis hin zur Spaltbildung mit Vorfall von Hirnhäuten und Rückenmark:

- **Spina bifida occulta**: meist klinisch stumme Verschmelzungsstörung der Wirbelkörper
- **Meningozele**: zystische Vorwölbung von liquorgefüllten Rückenmarkshäuten durch den Spalt
- **Meningomyelozele**: Vorfall von Hirnhaut und Rückenmarksanteilen durch den Spalt
- **Myelozele**: Vorfall und Freiliegen von Rückenmark (hohe Infektionsgefahr)
- **offene Meningomyelozele**: Vorfall von Hirnhaut und Rückenmarksanteilen, nicht von Haut bedeckt

Klinik:

Während die Spina bifida occulta und die reine Meningozele häufig kaum klinische Symptome hervorrufen, zeigt das Vollbild der Spaltbildungen charakteristische und sichtbare Symptome:

- sichtbares, offenliegendes Rückenmark im Bereich der Lendenwirbel
- Lähmungen und Gefühlsstörungen an den Extremitäten
- Störungen der Stuhl- und Harninkontinenz
- **Hydrozephalus** mit Krampfanfällen
- Hirnhautentzündungen

> ■ *Bei den ausgeprägten Spaltbildungen stehen die meist schweren neurologischen Ausfälle (Urin- und Stuhlinkontinenz, Lähmungen) im Vordergrund.*

Therapie:

- sofortige operative Korrektur der offenen Spaltbildungen mit Hautdeckung
- Anlage einer Liquordrainage zur Entlastung des Hydrozephalus

Prognose:

Bei ausgeprägten Befunden kann eine sofortige chirurgische Therapie zwar die schweren, aufsteigenden Infektionen verhindern, die neurologischen Ausfälle sind aber meistens irreversibel und können lediglich symptomatisch-pflegerisch behandelt werden. Wenngleich viele Patienten später in der Lage sind, sich selbst zu versorgen, kann insgesamt eine befriedigende Lebensqualität nicht immer erreicht werden. Der Shunt zur Entlastung eines Hydrozephalus muß meist lebenslang belassen werden und ist eine ständige Quelle von möglichen Komplikationen (Infekte, Verschlüsse).

Schwere Spaltbildungen werden heute meist schon pränatal diagnostiziert. In schweren Fällen ist dann ein Schwangerschaftsabbruch indiziert.

Spaltbildungen des Schädels

Spaltbildungen im Bereich des Schädels (**Anenzephalus**, **Enzephalozele**) haben schwerwiegende neurologische Defekte zur Folge und sind nur selten mit dem Leben vereinbar.

Mikrozephalie

Abnorme Verkleinerungen des Schädels gehen meist mit neurologischen Ausfällen und Minderbegabung einher.

3.2.4. Hydrozephalus

Unter einem Hydrozephalus versteht man eine angeborene oder erworbene **Erweiterung der Liquorräume**. Durch die Erweiterung der Liquorräume kommt es zur Kompression und zum Verlust von Hirnsubstanz. Die Erweiterung kann die Ventrikel (**Hydrozephalus internus**) und/oder den Subarachnoidalraum (**Hydrozephalus externus**) betreffen.

Ursachen:

Ein Hydrozephalus ist keine einheitliche Erkrankung, sondern ein Symptom. Die Ursachen des Hydrozephalus sind vielfältig:

- gesteigerte Liquorproduktion: Hydrozephalus hypersecretorius (bei Tumoren, selten bei Meningitis)
- Störungen des Liquorabflusses: Hydrozephalus occlusus (Tumoren, Mißbildungen, Entzündungen, Blutungen)
- Behinderung des Liquorabflusses: Hydrozephalus aresorptivus (z.B. nach Entzündungen)

Eine Sonderform des Hydrozephalus ist der Hydrozephalus e vacuo, bei dem die Erweiterung der Liquorräume durch Atrophie (Schrumpfung) des Gehirns zustandekommt.

■ *Der Hydrozephalus ist eine pathologische Erweiterung der inneren und/ oder äußeren Liquorräume.*

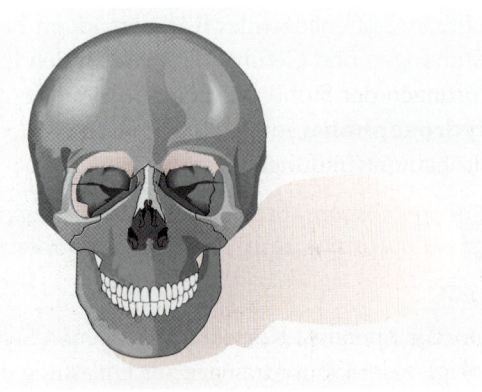

*Abb. 29:
Hydrozephalus - man sieht, daß der Hirnschädel im Vergleich zum Gesichtsschädel überproportional groß ist*

Klinik:

• Zunahme des Kopfumfanges (je kleiner das Kind, desto ausgeprägter), da die Schädelnähte noch nicht geschlossen sind

• weites Auseinanderstehen der Schädelnähte

• tiefstehende Augen bei hoher Stirn („Sonnenuntergangsphänomen")

• Erbrechen, Krampfanfälle, Muskel- und Bewegungsstörungen (bei Hirndruck)

• spürbar schwappendes Wasser im Kopf

■ *Die typische Kopfform mit großem Umfang, tiefstehenden Augen und hoher Stirn kennzeichnen den Hydrozephalus.*

Nach Verschluß der Schädelnähte (ab dem 3. Lebensjahr) nimmt der Hirndruck kontinuierlich zu. In der Folge kommt es zu typischen Symptomen:

• Kopfschmerzen

• Verlangsamung

• Konzentrationsstörungen

• Gangunsicherheit

Therapie:

Ziel einer jeden Therapie ist neben der Behandlung der Grunderkrankung die **Verbesserung des Liquorabflusses**. Der Liquor wird über einen „**Shunt**" in das venöse Gefäßsystem, den rechten Vorhof oder das Peritoneum (Bauchfell) abgeleitet.

Prognose:

Die Prognose des Hydrozephalus ist abhängig von der Grunderkrankung. Je später ein Hydrozephalus behandelt wird, desto schlechter sind die Chancen auf eine normale geistige Entwicklung.

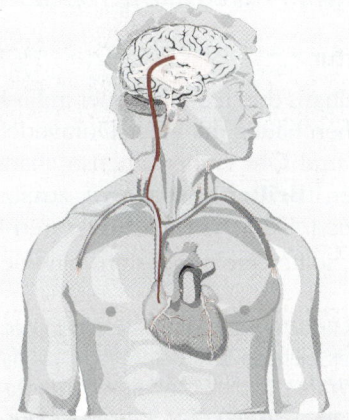

Abb. 30:
Shunt - Katheter mit Ventilmechanismus zur Ableitung des Liquors vom Ventrikel zum rechten Vorhof („Shunt")

Als mögliche Ursachen vorgeburtlicher Fehl- und Mißbildungen kommen Medikamente, Alkohol, Drogen, Strahlen, Stoffwechselerkrankungen der Mutter, Infekte (Viren, Bakterien), Spontanmutationen und Erbkrankheiten in Frage. Je nach Einwirkungsdauer und -intensität der schädigenden Einflüsse bilden sich entsprechend schwerwiegende Schäden aus.
Perinatal bestehen vor allem Gefahren durch eine Sauerstoffminderversorgung (Hypoxie) bei arteriellen Durchblutungsstörungen (Nabelschnurkompression) des Feten. Postnatal stehen bakterielle Infektionen als Ursache frühkindlicher Hirnschädigung im Vordergrund.

Verletzungen des Gehirns

4.1. Schädelprellung und Schädelfraktur

Schädelprellungen und Schädelfrakturen sind meist unfallbedingt, selten kommt es zu Spontanfrakturen durch Tumoren. Außer dem Schädeldach (Kalotte) und der Schädelbasis können auch noch die Knochen des Gesichtsschädels betroffen sein (Unter- und Oberkiefer, Nasenbein, Jochbein und Jochbogen).

4.1.1. Schädelprellung

Prellung des Schädelknochens durch direkte Gewalteinwirkung. Leitsymptom sind die **Kopfschmerzen**; neurologische Ausfälle oder Bewußtseinsstörungen liegen nicht vor.

4.1.2. Schädelfraktur

Kalottenfraktur

Bruch des Schädeldaches durch direkte Gewalteinwirkung bei Sturz oder Schlag. Meistens finden sich zusätzlich eine Prellmarke, eine Platzwunde oder ein Hämatom. Die endgültige Diagnose wird durch ein Röntgenbild in 2 Ebenen gestellt.

Therapie:

Unkomplizierte, geschlossene und nicht verschobene Frakturen werden konservativ behandelt. Wegen der möglichen neurologischen Komplikationen sollte der Patient mindestens 24 Stunden überwacht werden.

Indikation zur Operation:

- offene Fraktur (Duraverschluß)
- intrakranielle Blutung (Trepanation und Ausräumung)
- dislozierte Frakturen (anatomisch korrekte Fixierung der Fragmente)

■ *Offene Kalottenfrakturen müssen operativ verschlossen werden.*

Schädelbasisfraktur

Bruch der Schädelbasis durch direkte oder indirekte Gewalteinwirkung. Schädelbasisfrakturen gehen häufig mit einer Duraverletzung und einem Liquoraustritt aus Mund, Nase und Ohr einher. Ebenso charakteristisch sind Hämatome im Bereich der Augen (**Brillenhämatom**), zusätzlich kann es zu **Hirnnervenausfällen** kommen. Da Schädelbasisfrakturen komplikationsreicher als Kalottenfrakturen sind, sollte eine mindestens einwöchige Überwachung erfolgen.

> Verletzungen des knöchernen Schädels sind in den meisten Fällen unfallbedingt. Sie reichen von der leichten Schädelprellung bis hin zur Fraktur der Kalotte oder der Schädelbasis. Während die Schädelprellung ohne Komplikationen abheilt, kann es bei Kalotten- und Schädelbasisfrakturen zu Duraverletzungen, Blutungen und Kompression von Hirnanteilen kommen.

4.2. Schädel-Hirn-Trauma (SHT)

Beim Schädel-Hirn-Trauma liegt eine kombinierte Schädel-Hirnverletzung mit unterschiedlichem Schweregrad als Folge einer äußeren Gewalteinwirkung vor. Prinzipiell unterscheidet man zwischen offenen und geschlossenen (gedeckten) Schädel-Hirn-Verletzungen.

Die Einteilung des Schädel-Hirn-Traumas kann anhand des Schweregrads der Verletzung oder der klinischen Symptomatik eingeteilt werden.

Einteilung nach dem Schweregrad der Hirnverletzung:

- **Commotio** cerebri (Gehirnerschütterung): voll reversible funktionelle Hirnschädigung ohne Verletzung von Hirngewebe
- **Contusio** cerebri (Gehirnprellung): traumatische Verletzung von Hirngewebe mit möglicherweise bleibenden Schäden
- **Compressio** cerebri (Gehirnquetschung): traumatische Verletzung von Hirngewebe mit Zerstörung von Hirngewebe

Einteilung nach der klinischen Symptomatik:

In der letzten Zeit hat sich wegen der besseren Abgrenzbarkeit die Einteilung nach der klinischen Symptomatik durchgesetzt:

- **SHT I. Grades**: Bewußtlosigkeit bis zu 5 min.
- **SHT II. Grades**: Bewußtlosigkeit bis zu 30 min.
- **SHT III. Grades**: länger dauernde Bewußtlosigkeit mit Gefahr bleibender Schäden

Beim **offenen Schädel-Hirn-Trauma** liegt eine Schädelverletzung mit Verletzung der Dura mater (harte Hirnhaut) und offener Verbindung zwischen Liquorraum und Außenluft vor. Die klinische Bedeutung dieser Verletzung liegt vor allem in der Infektionsgefahr des Gehirns. Beweisend ist der **Liquorfluß** aus Nase oder Ohren.

■ *Liquorfluß aus Nase oder Ohr ist ein sicherer Hinweis auf eine offene Schädel-Hirnverletzung.*

Symptomatik des SHT:

- kurzzeitige Bewußtlosigkeit unmittelbar vor dem Trauma
- Erinnerungsverlust für die Sekunden vor dem Trauma (retrograde Amnesie)
- Übelkeit und Erbrechen

■ *Leitsymptome des SHT sind Bewußtlosigkeit, Erbrechen und retrograde Amnesie.*

In schweren Fällen, vor allem beim SHT III°, kann es zu weiteren, schwerwiegenderen Symptomen kommen:

- neurologische Ausfälle
- Atem-, Kreislauf- und Temperaturregulationsstörungen
- Krampfanfälle
- möglicherweise bleibende psychische Schäden wie Wesensänderung und intellektuelle Leistungsschwäche
- Liquorfluß aus Nase und Ohren bei offenem SHT

Therapie:

- strenge **Bettruhe** mit Oberkörperhochlagerung zur Unterstützung der Hirnabschwellung
- sorgfältige **Überwachung** von Vitalfunktionen und neurologischem Status und Therapie evtl. auftretender Komplikationen
- Kortisongabe als **Hirnödemprophylaxe**
- evtl. Sorbit® oder Mannit® zum Entwässern eines Hirnödems
- Flüssigkeitsbilanzierung
- operativer Verschluß der Dura und antibiotische Therapie zur Infektionsprophylaxe bei offenem SHT

Komplikationen:

- Blutungen (epidural, subdural und intrazerebral)
- Infektionen
- Krampfanfälle
- neurologische Spätschäden

Wegen der klinischen Gebräuchlichkeit der Begriffe Commotio, Contusio und Compressio werden die Defintionen untenstehend nochmals zusätzlich aufgeführt, wenngleich es sich letzlich um die gleichen Krankheitsbilder wie beim SHT handelt.

> Die Einteilung des Schädel-Hirn-Traumas kann nach dem Schweregrad der Hirnverletzung oder der klinischen Dauer der Bewußtlosigkeit erfolgen (Grad I-III). Ein offenes Schädel-HirnTrauma liegt vor, wenn die Dura verletzt ist.

4.2.1. Commotio cerebri (Hirnerschütterung)

Die Commotio cerebri (Gehirnerschütterung) ist eine durch mechanische Einwirkung hervorgerufene akute, voll reversible Hirnfunktionsstörung ohne pathologische Veränderungen der Hirnsubstanz. Leitsymptome sind eine kurzdauernde Bewußtseinsstörung, Übelkeit und Erbrechen.

Klinik:

- **Bewußtseinsstörung** bis zur kürzeren Bewußtlosigkeit
- Erinnerungslücke für die Zeit vor dem Ereignis (**retrograde Amnesie**)
- Erinnerungslücke für die Zeit nach dem Ereignis (**anterograde Amnesie**)
- Übelkeit, Erbrechen, Schwindel
- keine neurologischen Ausfälle

Therapie:

- wenige Tage Bettruhe
- ggf. Medikamente gegen Schwindel
- ggf. Medikamente gegen Kopfschmerzen

■ *Leitsymptome der Gehirnerschütterung sind eine kurzdauernde Bewußtseinsstörung, Übelkeit und Erbrechen.*

4.2.2. Contusio cerebri (Hirnprellung)

Die Übergänge von Commotio zu Contusio sind fließend, wobei bei der Contusio eine echte Hirnsubstanzschädigung vorliegt. Die klinische Symptomatik ist demzufolge auch wesentlich ausgeprägter.

Klinik:

- **längere Bewußtseinsstörung** mit Bewußtlosigkeit von mehreren Stunden bis zu Tagen oder Wochen
- möglicherweise jahrelang gestörte Hirnfunktionen (Merkfähigkeit, Vigilanz) oder psychiatrische Symptome
- ggf. Lähmungen, epileptischer Anfall
- ggf. traumatische Psychose
- Erfassung von Kontusionsherden im CT

Therapie:

- Hirnödemprophylaxe
- Herz-Kreislauf-Stabilisierung
- Freihalten der Atemwege wegen erhöhter Aspirationsgefahr (Blut, Schleim, Mageninhalt etc.)

Nach Contusio cerebri können sich traumatische Psychosen in der Aufwachphase entwickeln. Die Patienten sind desorientiert, künstlich erregt oder halluzinieren. Oft findet sich auch sinnloses Daherreden, sog. Konfabulieren.

■ *Die Hirnprellung unterscheidet sich klinisch von der Hirnerschütterung durch die längere Dauer der Bewußtseinsstörung.*

4.2.3. Compressio cerebri

Eine **Hirnkompression** entsteht durch eine intrakranielle Drucksteigerung. Wegen des knöchernen Schädels hat das Gehirn keinerlei Möglichkeit, sich auszudehnen und einen Größenzuwachs zu tolerieren. So kommt es bei Volumenvergrößerung zu zunehmender Hirnkompression und schließlich zur Einklemmung des Mittelhirns mit seinen lebenswichtigen Kreislaufregulationszentren. Eine Compressio cerebri kann Folge einer schweren Kontusio sein, bei der es zu der Ausbildung eines schweren **Hirnödems** kommt.

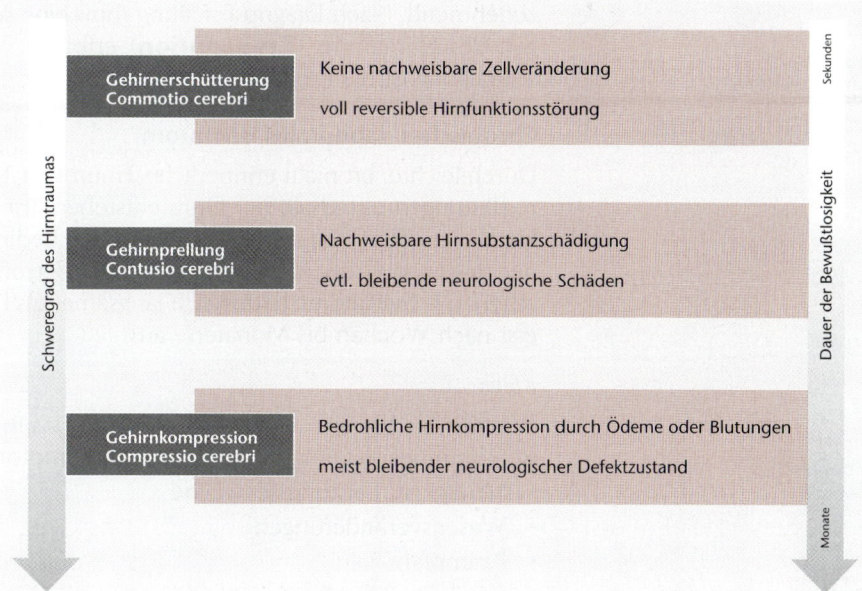

Abb. 31:
Einteilung der traumatischen Hirnschädigung

4.3. Traumatische Hirnblutungen

Neben den Infektionen der Hirnhäute sind Blutungen die bedeutsamsten Komplikationen von Schädel-Hirn-Verletzungen. Je nach betroffenem Gefäß kommt es zu Einblutungen in die Zwischenräume der Hirnhäute oder das Gehirn selbst. Die Diagnose der Hirnblutungen erfolgt normalerweise durch ein **CT**.

4.3.1. Epidurale Blutung

Arterielle Blutung zwischen Schädelkalotte und harter Hirnhaut (Dura mater) durch Einriß der A. meningea media, meist als Folge einer Schädelfraktur. Folge des sich entwickelnden Hämatoms ist eine rasch einsetzende, einseitige Hirndrucksteigerung.

Klinik:

- rasche **Bewußtseinstrübung** des Patienten nach zunächst symptomlosem Intervall mit klarem Bewußtsein („**freies Intervall**")
- neurologische Symptomatik, z.B. Pupillenveränderungen oder halbseitige Lähmung
- steigender Hirndruck mit Einklemmungssymptomen

■ *Das epidurale Hämatom entstammt arteriellen Gefäßen und tritt akut auf, meist nach Schädelverletzungen.*

Therapie:

Sofortige Entlastung durch Eröffnung der Schädelkalotte und Absaugen des Hämatoms (**Trepanation**). Wegen der raschen Ausbreitung der Blutung und des sich dadurch ständig erhöhenden Hirndruckes können hier Minuten lebensrettend sein.

4.3.2. Subdurale Blutung

Venöse Blutung zwischen die harte Hirnhaut (Dura mater) und die Arachnoidea. Ursache ist hier im Gegensatz zum epiduralen Hämatom eine **venöse Blutung**, meist aus einer abgerissenen Hirnvene. Die Blutung kann akut oder chronisch (**chronisches subdurales Hämatom**) verlaufen.

Akutes subdurales Hämatom

Akuter Verlauf einer subduralen Blutung mit meist von Beginn an bestehender Bewußtlosigkeit. Der neurologische Befund verschlechtert sich dabei über Tage zunehmend. Nach Diagnosestellung muß eine sofortige Entlastung und Absaugen des Hämatoms (**Trepanation**) erfolgen. Wegen der begleitenden Hirnschädigung ist die Prognose oft ungünstig.

Chronisches subdurales Hämatom

Durch leichte, oft nicht erinnerliche Traumen („Kopf gestoßen") können kleinere Blutungen unterhalb der Dura entstehen. Im Laufe von Monaten bis Jahren kann es durch Abkapselung und osmotisch bedingte Flüssigkeitseinströme zu einer massiven Größenzunahme kommen. Betroffen sind bevorzugt ältere Menschen. Die Symptome bilden sich langsamer als beim epiduralen Hämatom - oft erst nach Wochen bis Monaten - aus.

Klinik:

Wochen bis Monate nach einem Trauma, das manchmal auch nicht erinnerlich ist, kommt es mit langsam einsetzender Symptomatik zu:
• Müdigkeit, Leistungsschwäche
• Wesensveränderungen
• Krampfanfällen
• erhöhtem Hirndruck

Therapie:
• chirurgische Entleerung des Hämatoms

4.3.3. Intrazerebrale Blutung

Einblutung in das Hirngewebe oder das Ventrikelsystem. Diese schwerste Form des traumatischen Hämatoms führt früh zu neurologischen Ausfällen und zur Hirndrucksteigerung mit Kompression. Leitsymptom ist dabei die **halbseitige Lähmung** (Hemiparese).

Die klinische Symptomatik entspricht der der akuten subduralen Blutung, die Prognose ist ähnlich ungünstig. Auf jeden Fall sollte eine Trepanation mit Absaugen des Hämatoms zur Entlastung erwogen werden.

> Eine traumatische Hirnblutung kann zwischen Dura und Schädelkalotte (epidural), Dura und Arachnoidea (subdural) und intrazerebral auftreten. Hirnblutungen sind meistens dramatische Ereignisse, die über den zunehmenden Hirndruck schnell zu einer Bewußtseinstrübung führen. Lediglich das chronische subdurale Hämatom kann sich über Monate entwickeln.

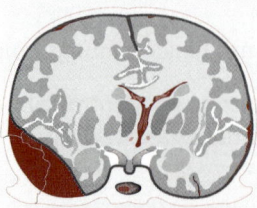 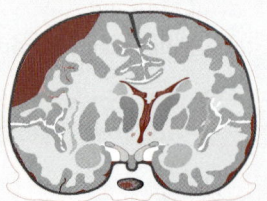 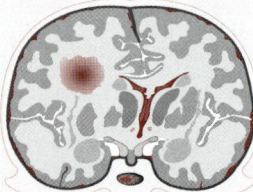

Abb. 32:
Lokalisation der traumatischen Hirnblutungen

Epidurales Hämatom	Subdurales Hämatom	Intrazerebrale Blutung
zwischen Schädelkalotte und harter Hirnhaut	zwischen harter Hirnhaut und Spinngewebshaut	in das Hirngewebe
meist bei Schädelfrakturen durch Einriß einer Meningealarterie	*durch Einriß einer Brückenvene, auch bei Bagatelltraumen möglich*	*durch Einriß einer intrazerebralen Arterie bei schwerem Trauma oder auf Boden einer Arteriosklerose*

4.4. Spätschäden nach Schädel-Hirn-Trauma

Durch die Folgen einer traumatischen Hirnschädigung kommt es bei den Betroffenen nicht selten zu einer bleibenden Behinderung, die die weitere Lebensplanung und -führung erheblich verändern kann. Die Rehabilitationsmaßnahmen im Anschluß an ein solches Trauma müssen eine möglichst vollständige Wiedereingliederung in Familie, Schule, Beruf und soziales Leben zum Ziel haben.

4.4.1. Defektzustände

Bleibende Defektzustände nach Hirnverletzungen sind relativ häufig. Sie können sich in vielfältigen neurologischen und psychischen Symptomen äußern.

Neurologische Defektsyndrome

Bleibende neurologische Schäden wie Störungen der Motorik, der Sprache, der vegetativen Funktionen und der Sinnesorgane führen vor allem zu einer eingeschränkten Beweglichkeit und eingeschränkten Kommunikationsmöglichkeiten. In einigen Fällen finden sich auch **posttraumatische Epilepsien**.

Psychische Defektsyndrome

Psychische Defektsyndrome sind für den Betroffenen oft noch belastender als die körperlichen Behinderungen. Im Vordergrund stehen Antriebsstörungen, Konzentrationsstörungen und eine tiefgreifende **Persönlichkeitsveränderung**.

4.4.2. Apallisches Syndrom (Enthirnungsstarre)

Das apallische Syndrom wird nach schweren Hirntraumen oder Hypoxien anderer Ursache beobachtet. Dabei kommt es zu einer Abkopplung der Hirnrinde von den Hirnstammfunktionen. Die Großhirnfunktion ist ausgefallen, die vegetativen Funktionen erhalten. Die Patienten wirken völlig apathisch und sind nicht in der Lage, mit der Umwelt Kontakt aufzunehmen.

Klinik:

- Arme und Beine meist in Streckhaltung fixiert, keine Willkürmotorik
- starrer, zielloser Blick
- gestörte Schweiß- und Speichelproduktion

> Spätschäden nach Schädel-Hirn-Traumen können sich als neurologische oder psychische Defektzustände manifestieren. Typische Residuen sind motorische Störungen, posttraumatische Epilepsien und Persönlichkeitsveränderungen.

Tumoren des Gehirns

Verschiedene Erkrankungen des Gehirns, die mit einer Volumenzunahme einhergehen (z.B. Tumoren, Blutungen oder Abszesse), führen oft zu einer gemeinsamen Symptomatik. Da das Gehirn mit dem knöchernen Schädel von einer festen, unnachgiebigen Hülle umgeben ist, erhöht sich bei jeder Volumenvermehrung zwangsläufig der **Hirndruck**. Folge ist ein einheitliches Hirndrucksyndrom.

5.1. Hirndruck

Der durch eine **Raumforderung** entstehende Hirndruck führt zu Verschiebungen und Verlagerungen des Hirngewebes, Durchblutungsstörungen und Liquorzirkulationsstörungen. In der Folge kommt es zu einer Minderdurchblutung des Gehirns und einem **Hirnödem**, das den Hirndruck weiter erhöht.

Klinik:

Zu den möglichen klinischen Befunden des Hirndrucks zählen:

- Kopfschmerzen, Übelkeit, Erbrechen
- geistige Leistungsminderung, Konzentrationsstörungen
- Antriebsschwäche, Wesensänderung
- Krampfanfälle
- spastische Lähmungen
- Sprach-, Seh- und Hörstörungen
- Veränderung der Liquorräume (evtl. Hydrozephalus)
- Druckpuls
- im Endstadium weite, lichtstarre Pupillen (Mydriasis)
- typischer Befund am Augenhintergrund („**Stauungspapille**")

Zunehmender Hirndruck kann schließlich durch **Einklemmung** des Atemzentrums im Hirnstamm zu Atemlähmung und Herz-Kreislaufstillstand führen.

Man unterscheidet zwischen einem **akuten** (z.B. bei Blutungen) und einem **chronischen** Hirndruck (z.B. bei Tumoren). Beim akut auftretenden Hirndruck stehen Kopfschmerzen, Übelkeit, Erbrechen und Bewußtseinsstörungen im Vordergrund, beim chronischen Hirndruck stehen vor allem die psychischen Veränderungen wie Antriebsschwäche und Wesensveränderungen im Vordergrund.

■ *Erstes Symptom einer Raumforderung mit erhöhtem Hirndruck ist häufig die langsam einsetzende Wesensänderung.*

Die Diagnose wird anhand der neurologisch-klinischen Untersuchung, einer Augenspiegelung (Stauungspapille) und eines CT und MRT gestellt.

Hirnödem

Das Hirnödem ist eine mögliche Folge des Hirndrucks. Aufgrund der Durchblutungsstörungen und der hypoxischen Gewebsschädigungen kommt es zu einer Störung der Blut-Liquor-Schranke mit einer Einlagerung von Wasser in das Hirngewebe.

Therapie:

- Oberkörperhochlagerung zur Verbesserung des venösen Abflusses
- Osmotherapie mit osmotisch wirksamen Substanzen wie Mannit und Sorbit (entziehen dem Hirngewebe Wasser)
- Hyperventilation (führt zur Gefäßengstellung)

Einklemmung

Bei zunehmendem Hirndruck kommt zu einer Verschiebung des Gehirnes in Richtung des Foramen occipitale. Dabei wird die Hirnmasse an dem knöchernen Loch eingequetscht und der **Hirnstamm** mit dem Atem- und Kreislaufzentrum geschädigt.

Klinik:

Die Einklemmung ist die schwerste Komplikation des erhöhten Hirndrucks. Es kommt zu:
- schweren Bewußtseinsstörungen bis hin zum Koma
- Schnappatmung bis hin zum Atemstillstand
- weite und lichtstarre Pupillen
- Streckkrämpfe
- Erlöschen der Hirnstammreflexe

■ *Bei zunehmendem Hirndruck kommt es zur lebensbedrohlichen Einklemmung der Hirnmasse im großen Hinterhauptsloch.*

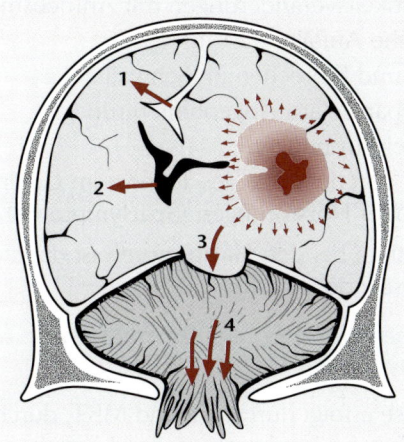

1 Mittellinienverlagerung
2 Ventrikelverlagerung
3 Einklemmung im Tentoriumschlitz
4 Einklemmung im Foramen occipitale

Abb. 33:
Raumforderung mit
Hirndruck und Einklemmung
(hier: Hirntumor)

Hirntod

Der vollständige und irreversible Ausfall aller Hirnfunktionen wird als **Hirntod** bezeichnet. Dabei können die Kreislauffunktionen noch aufrechterhalten sein.

Zeichen des Hirntodes:
- tiefes Koma
- Ausfall der Spontanatmung
- Pupillenstarre
- fehlender Korneal- und Trachealreflex
- Nullinie im EEG über 30 Minuten
- fehlende Durchblutung innerhalb der Hirngefäße (Dopplersonographie)

Erst wenn all diese Kriterien bei wiederholten Untersuchungen vorliegen, kann der Hirntod festgestellt werden (zwei unabhängige Untersucher). Dies ist insbesondere bei potentiellen Organspendern von Bedeutung.

Apallisches Syndrom

Das apallische Syndrom wird z.B. nach schweren Hypoxien oder Traumen beobachtet. Dabei kommt es zu einer Abkopplung der Hirnrinde von den Hirnstammfunktionen. Die Großhirnfunktion ist ausgefallen, die vegetativen Funktionen erhalten. Die Patienten wirken völlig apathisch und sind nicht in der Lage, mit der Umwelt Kontakt aufzunehmen.

Klinik:

- Arme und Beine meist in Streckhaltung fixiert, keine Willkürmotorik
- starrer, zielloser Blick
- gestörte Schweiß- und Speichelproduktion

5.2. Hirntumoren

Hirntumoren kommen mit einer Häufigkeit von etwa 1:20.000 vor. Als **primäre Hirntumoren** werden vom Hirngewebe ausgehende Tumoren bezeichnet, als **sekundäre Hirntumoren** werden Fernmetastasen anderer Organe bezeichnet. Primäre Hirntumoren können ausgehen von den Nervenzellen und Nervenscheiden, den Hirnhäuten und der Hypophyse.

Es gibt neben den Hirntumoren eine Vielzahl raumfordernder Prozesse, die über die Hirndrucksteigerung zu gleichen Symptomen führen:
- Fehlbildungen
- Aneurysmen, Zysten
- Entzündungen, Abszesse, Parasiten
- Hirnödeme, Hydrocephalus

Die Symptomatik der Hirntumoren ist unabhängig von der zugrundeliegenden Tumorart häufig gleich und wird vom erhöhten **Hirndruck** bestimmt:
- dumpfe, anhaltende Kopfschmerzen
- Persönlichkeitsveränderungen mit Antriebsminderung und Abstumpfung
- epileptische Anfälle
- Übelkeit und Erbrechen im Schwall
- Stauungspapille am Augenhintergrund
- Bewußtseinstrübungen
- abhängig von der Lage des Tumors im Gehirn entstehen Lähmungen, Sprach- oder Hörstörungen (Spätsymptome)

Charakteristisch bei den Hirntumoren ist das stetige Fortschreiten der Symptomatik („Crescendo"-Phänomen).

■ *Kardinalsymptome der Hirntumoren: Kopfschmerz, Erbrechen und Stauungspapille.*

Die Diagnose erfolgt durch CT und MRT, durch die genaue Größe und Lokalisation des Tumors bestimmt werden können.

Therapie:

Die operative Entfernung ist die einzige erfolgversprechende Therapie. Einige Tumoren können durch Bestrahlung verkleinert werden.

Prognose:

Die Prognose ist abhängig von Sitz und Gewebetyp des Tumors. Als gutartige Hirngeschwülste gelten die in der Regel durch eine Operation heilbaren Meningeome, Neurinome und Hypophysenadenome. Bösartig sind die praktisch immer nach wenigen Monaten tödlich endenden Glioblastome und auch die Medulloblastome.

■ *Bösartigster Hirntumor: Glioblastom.*
Gutartigster Hirntumor: Meningeom.

5.2.1. Meningeom

Meningeome sind von den **Hirnhäuten** ausgehende, gutartige Tumoren. Sie nehmen ihren Ausgang von der Arachnoidea und treten gehäuft im 5. bis 6. Lebensjahrzehnt auf. Meningeome wachsen lediglich verdrängend und infiltrieren das Hirngewebe nicht. Die Symptome entstehen durch die Verdrängung von Hirngewebe.

Die Therapie besteht in chirurgischer Ausräumung, die Prognose ist gut.

■ *Meningeome sind die gutartigsten Hirntumoren.*

5.2.2. Neurinom

Neurinome gehen von der **Nervenscheide** aus. Sie finden sich vor allem am VIII. Hirnnerven (N. vestibulochochlearis) als **Akustikusneurinom**.

Klinik:

- einseitige Hörstörungen und Ohrgeräusche
- Schwindel

Die Therapie erfolgt operativ. Normalerweise können die gutartigen Neurinome vollständig entfernt werden. Selten kommt es zu Neurinomen im Bereich der Rückenmarkswurzeln, die dann zu Querschnittslähmungen führen können.

5.2.3. Hypophysenadenom

Hypophysenadenome gehen von den **Drüsenzellen** des Hypophysenvorderlappens (Adenohypophyse) aus. In den meisten Fällen machen sich die Hypophysenadenome durch hormonelle Störungen bemerkbar.

Es handelt sich entweder um **hormonaktive** Tumoren, die zu einer Überproduktion von Hormonen führen, oder **hormoninaktive** Tumoren, die zu einer Einschränkung der Hormonsekretion führen.

Klinik:

Allgemeine Symptome der Hypophysentumoren sind:

- Kopfschmerzen
- Einschränkungen des Gesichtsfeldes, Sehstörungen (Druck auf die benachbarte Sehnervenkreuzung)

In Abhängigkeit der betroffenen Hormone kann es bei **hormonaktiven** Tumoren zu folgenden Symptomen kommen:

- sexuelle Funktionseinbußen (Impotenz, Infertilität), Ausbleiben der Regel (Amenorrhoe) durch Sekretion von Geschlechtshormonen
- Cushing-Syndrom durch ACTH-Sekretion
- gesteigertes Wachstum von Nase, Zunge, Ohren, Händen und Füßen (Akromegalie) durch Wachstumshormone

Bei **hormoninaktiven** Tumoren kann es beispielsweise kommen zu:

- sexuellen Funktionseinbußen (Impotenz, Infertilität), Ausbleiben der Regel (Amenorrhoe) durch Mangel an Geschlechtshormonen
- Addison-Syndrom durch ADH-Mangel

Therapie:

- chirurgische Ausräumung (transnasaler Zugang)
- medikamentöse Therapie (Hormonsubstitution)

5.2.4. Glioblastom

Glioblastome sind die häufigsten und **bösartigsten** Großhirntumoren mit einem Altersgipfel im 5. und 6. Lebensjahrzehnt. Kurze Krankheitsgeschichten und eine Überlebenszeit von Monaten bis 2 Jahren belegen die außergewöhnliche Bösartigkeit dieser Geschwulstart. Das Glioblastom geht von den **Gliazellen** aus und wächst schnell und infiltrierend in das umliegende Gewebe.

■ *Glioblastome sind die häufigsten und bösartigsten Tumoren des Großhirns.*

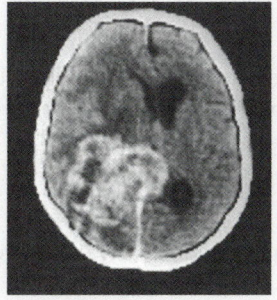

Abb. 34:
Hirntumor im CT
(hier: Glioblastom)

Klinik:

Glioblastome sind gekennzeichnet durch eine schnell zunehmende Symptomatik:

- Kopfschmerzen
- Lähmungserscheinungen
- epileptische Anfälle

Therapie:

- operative Tumorverkleinerung (vollständige Entfernung meist nicht möglich)
- Bestrahlung
- Chemotherapie

Alle therapeutischen Maßnahmen können nur eine kurze Lebensverlängerung um einige Monate bewirken. Das Glioblastom führt normalerweise innerhalb eines Jahres zum Tode.

5.2.5. Medulloblastom

Medulloblastome sind äußerst bösartige Tumoren des Kindes- und Jugendalters, die meist im **Kleinhirn** lokalisiert sind und zur Metastasenbildung neigen (**Abtropfmetastasen** im Spinalkanal). Medulloblastome wachsen schnell. Neben den typischen Hirndrucksymptomen kommt es vor allem zu charakteristischen Kleinhirnsyndromen mit Bewegungs- und Koordinationsstörungen (**Ataxie**).

Die Behandlung besteht in operativer Entfernung des Tumors mit anschließender Nachbestrahlung. Meist kommt es jedoch schon nach wenigen Monaten zum Tumorrezidiv.

5.2.6. Astrozytom

Astrozytome gehen von einer bestimmten Gliazellart (Astrozyten) aus. Sie finden sich vor allem im Großhirn, können aber auch im Kleinhirn und am Hirnstamm vorkommen. Sie treten meist im mittleren Lebensalter auf und verlaufen häufig **langsam progredient**. Astrozytome sind primär gutartig, etwa 10% entarten maligne.

Klinik:

- häufig lange Vorgeschichten
- fokale und generalisierte Anfälle
- zunehmende Hirndrucksymptome

■ *Bei Astrozytomen finden sich häufig lange Vorgeschichten über Jahre.*

Therapie:

- möglichst frühe und vollständige operative Entfernung

5.2.7. Spongioblastom (Pilozytäres Astrozytom)

Spongioblastome sind gehäuft im Kindesalter vorkommende Tumoren mit einer besseren Prognose als die Astrozytome. Durch das relativ langsame und verdrängende Wachstum sind diese Geschwülste in der Regel einer Operation gut zugänglich.

5.2.8. Metastasen

Hirnmetastasen sind die durch Zellabsiedelung hirnferner Geschwülste entstandene Tumoren. Sie finden sich zumeist diffus verteilt im Großhirn. Als Ausgangstumoren kommen vor allem in Betracht:

- Bronchialkarzinome
- Mammakarzinome
- Nierenkarzinome (insbesondere Hypernephrom)
- maligne Melanome

Klinik:

Die Symptome der Hirnmetastasen entsprechen denen der primären Hirntumoren, treten nur häufig schneller auf:

- Bewußtseinseintrübung, Verwirrtheit
- entsprechend der Lokalistaion typische Herdsymptome

Eine operative Entfernung der Hirnmetastasen macht nur in Ausnahmefällen Sinn, da eine hirnferne, nicht heilbare Grunderkrankung vorliegt. Eine Therapie mit Chemotherapeutika und Bestrahlung kann in Einzelfällen die Überlebenszeit verbessern.

5.2.9. Meningeosis leucaemica

Unter einer Meningeosis leucaemica versteht man die Absiedelung von **leukämischen Infiltraten** im Gehirn, meist um die Gefäße herum. Sie tritt bei ca. der Hälfte aller Leukämien auf und äußert sich in Kopfschmerzen, Übelkeit und Erbrechen. Die Behandlung erfolgt durch die Gabe von Chemotherapeutika in den Liquorraum (intrathekale Applikation).

> Primäre Hirntumoren können ausgehen von den Nervenzellen und Nervenscheiden, den Hirnhäuten und der Hypophyse. Als sekundäre Hirntumoren werden Fernmetastasen anderer Organe bezeichnet, meist ausgehend von Bronchialkarzinomen, Mammakarzinomen oder Nierenkarzinomen (insbesondere Hypernephrom). Als bösartigster Hirntumor gilt das Glioblastom, als gutartigster Hirntumor das Meningeom.
>
> Durch eine Tumor oder eine sonstige Raumforderung entsteht ein Hirndruck, der zu Verschiebungen und Verlagerungen des Hirngewebes, Durchblutungsstörungen und Liquorzirkulationsstörungen führt. In der Folge kommt es zu einer Minderdurchblutung des Gehirns und einem Hirnödem, das den Hirndruck weiter erhöht. Bei zunehmendem Hirndruck kommt zu dann einer Verschiebung des Gehirnes in Richtung des Foramen occipitale. Dabei wird die Hirnmasse an dem knöchernen Loch eingequetscht und der Hirnstamm mit dem Atem- und Kreislaufzentrum geschädigt.

6 Gefäßbedingte Erkrankungen

6.1. Zerebrale Durchblutungsstörungen

Durchblutungsstörungen des Gehirns beeinträchtigen die Sauerstoffversorgung der betroffenen Hirnareale und führen zu entsprechenden neurologischen Symptomen. Durchblutungsstörungen (**Ischämien**) des Gehirns gehören zu den häufigsten Erkrankungen überhaupt. Ursächlich ist eine allgemeine Arteriosklerose (Verkalkung) der Gefäße, vor allem durch **Nikotin** und chronischen **Bluthochdruck**. Von den Ablagerungen besonders betroffen ist die A. carotis.

Einteilung:

Je nach Schweregrad der Durchblutungsstörung reicht die Symptomatik von vorübergehenden neurologischen Ausfällen (**TIA**) bis zum kompletten **Schlaganfall**, der blutig oder unblutig verlaufen kann. Nach Ausprägung der klinischen Symptomatik unterscheidet man drei große Gruppen von Ischämien:

TIA

Transistorische (vorübergehende) Ischämische Attacke mit Symptomrückbildung innerhalb von 24 Stunden. Ursache ist meist die Einschwemmung thromboembolischer Plaques von Gefäßwänden. Typisch für eine TIA sind z.B. Sehstörungen, kurzfristige Gedächtnisverluste oder auch plötzliche Stürze.

■ *Die Symptome einer TIA bilden sich innerhalb von 24 Stunden zurück.*

PRIND

Unter PRIND (Prolongiertes Reversibles Ischämisches Neurologisches Defizit) versteht man Ischämien, bei denen die Symptome bis zu 7 Tagen bestehen bleiben. Auch hier kommt es zu einer vollständigen Rückbildung der Störungen.

■ *Sowohl TIA als auch PRIND sind Ausdruck von cerebralen Durchblutungsstörungen und somit immer als Vorboten eines Hirninfarktes zu werten.*

Komplette Infarkte

Der komplette Hirninfarkt bildet sich innerhalb weniger Stunden oder auch Minuten aus. Die klinische Symptomatik ist vielfältig, hängt von der Lokalisation der Minderdurchblutung ab und bleibt über längere Zeit bestehen. In den meisten Fällen kommt es zu bleibenden Schäden (Lähmungen) unterschiedlichen Ausmaßes. Am häufigsten betroffen ist das Stromgebiet der **A. cerebri media**.

Ursachen:

- **Arteriosklerose**: Ablagerung von fett- und kalkhaltigen Stoffwechselprodukten an der Gefäßwand, vor allem durch Rauchen, Bluthochdruck, Diabetes und Fettstoffwechselstörungen
- chronische arterielle **Hypertonie**: fördert die Entstehung einer Arteriosklerose und erhöht das Risiko einer Massenblutung
- **Embolien**: Thromben, die sich lösen und in die Hirngefäße verschleppt werden, z.B. bei Veränderung der Herzklappen oder Herzrhythmusstörungen
- Störungen der Hämodynamik: bei starkem Blutdruckabfall oder zu hoher Blutviskosität ist die Durchblutung gestört

■ *Weitaus häufigste Ursache der zerebralen Durchblutungsstörungen ist die Arteriosklerose auf dem Boden eines Nikotinabusus oder einer Hypertonie.*

Therapie:

Neben der Behandlung mit durchblutungsfördernden Medikamenten und der Ausschaltung von Risikofaktoren (Rauchen, Hypertonie) ist bei nachgewiesenen hochgradigen Stenosen der A. carotis ein operativer Eingriff zu erwägen. Bei der sogenannten **Endarteriektomie** wird das Gefäß eröffnet und die Ablagerungen ausgeschält.

6.1.1. Schlaganfall (Apoplex)

Ein Schlaganfall (Apoplex, Hirnschlag, cerebraler Insult) entsteht entweder durch die Minderdurchblutung (Ischämie) eines Hirnabschnittes (**Hirninfarkt**) oder eine Einblutung in das Gehirn (**Hirnblutung**). Als Folge dieses Geschehens kommt es zum Untergang des betroffenen Hirngewebes und zu neurologischen Funktionsausfällen, die sich je nach Schwere zurückbilden oder aber bestehen bleiben. Die neurologischen Ausfälle geben Hinweise auf den Ort der Schädigung.

■ *Der Schlaganfall ist Ursache von ca. 15% aller Todesfälle und somit von großer Bedeutung.*

Hirninfarkt (Unblutiger Insult)

Der Hirninfarkt entsteht durch die **Minderdurchblutung** eines Hirnabschnittes. Die Symptomatik kann sich hierbei je nach auslösender Ursache schleichend über Tage oder innerhalb kürzester Zeit entwickeln. Der Hirninfarkt ist für 85% aller Schlaganfälle verantwortlich. Am häufigsten sind Verschlüsse der A. cerebri media (**Mediainsult**).

Ursachen:

- Arteriosklerose (häufigste Ursache)
- längerdauernder Blutdruckabfall
- arterielle Thrombosen und Embolien
- Bluterkrankungen (erhöhte Thromboseneigung)

■ *Häufigste Ursache für einen Hirninfarkt ist die zerebrale Arteriosklerose.*

Klinik:

- schlaffe Halbseitenlähmung (**Hemiparese**) auf der dem Infarktgebiet gegenüberliegenden Seite (Leitsymptom)
- Sprachstörungen (**Aphasien**): Unmöglichkeit, sich zu artikulieren (motorische Aphasie), Störung des Sprachverständnisses (sensorische Aphasie), fehlende Erinnerung an bestimmte Worte (amnestische Aphasie)
- **Bewußtseinsstörungen** bis hin zum Koma
- Sehstörungen
- Übelkeit und Erbrechen
- Ohrgeräusche, Schwindel
- Inkontinenz

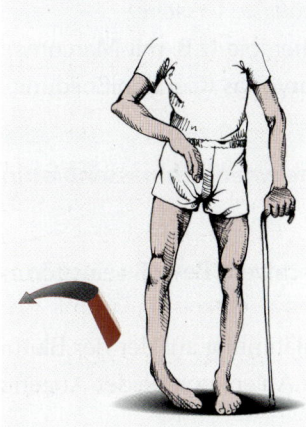

Abb. 35:
Typisches Gangbild eines Patienten mit Halbseitenlähmung (Wernicke-Mann-Lähmung nach Mediainsult)

Therapie:

Im Gegensatz zur Hirnblutung stehen beim Hirninfarkt nur konservative Maßnahmen zur Verfügung. Neben Überwachung der Herz-Kreislaufverhältnisse stehen Durchblutungsförderung und Hirnödemprophylaxe im Vordergrund:

• Sicherung der vitalen Funktionen (Stabilisierung von Kreislauf und Atmung)

• durchblutungsfördernde Infusionen (z.B. Sermion®, Aspisol®, Trental®)

• Hirnödemtherapie (Mannit)

• in Einzelfällen Lyse mittels Urokinase oder t-PA zur Auflösung des Thrombus

• intensive krankengymnastische Behandlung von Lähmungen

• bei Sprachstörungen Sprachtraining

• Rezidivprophylaxe durch ASS (Aspirin®) oder Marcumarisierung

Wegen der unterschiedlichen Therapie von Hirnblutung und Hirninfarkt muß vor Therapiebeginn unbedingt die Diagnose durch ein **CT** gesichert werden. Während die Hirnblutung im CT sofort als Bezirk erhöhter Dichte zu sehen ist, grenzt sich der Hirninfarkt erst nach 2-3 Tagen als Bereich mit verminderter Dichte ab.

Abb. 36:
CT-Befunde von Hirnmassenblutung (li) und Hirninfarkt (re) - während sich die Massenblutung mit erhöhter Dichte (hell) darstellt, zeigt sich der Infarkt als Bezirk niedriger Dichte (dunkel)

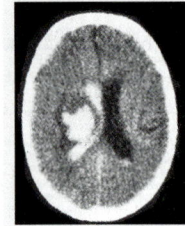 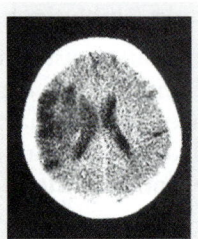

Zusätzlich zur Primärtherapie muß immer auch eine möglichst umfassende Diagnostik durchgeführt werden, um die Ursachen des Infarktes zu erkennen:

• EKG und Echokardiographie (Vorhofflimmern mit erhöhter Gefahr der Thrombenbildung)

• Dopplersonographie (Nachweis der arteriosklerotisch veränderten Hirngefäße)

• Angiographie (Lokalisation der Verschlüsse) und EEG (Herdsymptome)

Prognose:

Die Prognose hängt vom Ausmaß der Schädigung und dem Zeitpunkt der Therapie ab. Je früher die Behandlung einsetzt, umso größer sind die Chancen auf weitgehende Rückbildung der neurologischen Störungen.

Hirnblutung (Blutiger Insult)

Nur etwa 15% der Insulte liegt eine Hirnmassenblutung zugrunde. Die Prognose der Hirnmassenblutung ist wesentlich schlechter als die der Ischämie.

Ursachen:

• Bluthochdruck (häufigste Ursache)

• Antikoagulanzientherapie (z.B. mit Marcumar®)

• Ruptur eines Aneurysmas (Gefäßmißbildung)

• Tumor

■ *Häufigste Ursache einer Hirnmassenblutung ist die arterielle Hypertonie.*

Klinik:

• akut einsetzende, schwere Bewußtseinsstörung

• Erbrechen

• schlaffe Halbseitenlähmung auf der der Blutung gegenüberliegenden Seite

• meist gleichsinnige Ablenkung beider Augen zur gesunden Körperseite (Déviation conjuguée)

Eine schwerwiegende Komplikation ist die Einblutung in das Ventrikelsystem des Gehirns mit der Gefahr der **Ventrikeltamponade**. Die zunehmende Hirndrucksteigerung kann zur **Einklemmung** der lebenswichtigen Zentren führen. In diesem Fall kann eine sofortige operative Entlastung lebensrettend sein.

Therapie:

- Intensivbehandlung mit Kontrolle der Herz-Kreislauf-Parameter
- Hirndrucksenkung (Kortikoide)
- ggf. operative Druckentlastung (Überlaufventile)
- evtl. operative Ausräumung der Blutung

	Hirnblutung	**Hirninfarkt**
Häufigkeit	15%	85%
Hauptursache	Gefäßruptur auf dem Boden einer art. Hypertonie	thrombotischer Gefäßverschluß auf dem Boden einer Arteriosklerose
Verlauf	akut einsetzende schwere Bewußtseinsstörung	schleichende Symptomzunahme über Minuten
Therapie	evtl. operative Entlastung	konservativ durchblutungsfördernd
Prognose	schlecht, meist bleibende neurologische Schäden	je nach Ausmaß gute Rückbildungstendenz

Tab. 3: Hirnblutung und Hirninfarkt

> Durchblutungsstörungen des Gehirns beeinträchtigen die Sauerstoffversorgung der betroffenen Hirnareale und führen zu entsprechenden neurologischen Symptomen. Hauptursache ist das Rauchen und der chronische Bluthochdruck. Schwerste Folge der Durchblutungsstörungen ist der Schlaganfall. Am häufigsten tritt er als akuter thrombotischer Gefäßverschluß einer Hirnarterie auf dem Boden einer Arteriosklerose auf.

6.2. Sinusthrombose

Die Sinus sind Sammelgefäße, die das Blut aus den venösen Hirngefäßen aufnehmen und dann über die Hohlvene ins rechte Herz weiterleiten. Bei einer Thrombenbildung im Bereich des Sinus kommt es zur **Behinderung des Blutabflusses** aus dem Gehirn und zu entsprechenden Stauungserscheinungen wie z.B. einem **Hirnödem**.

Ursachen:

- Schwangerschaft
- Einnahme von Ovulationshemmern mit gleichzeitigem Nikotinkonsum
- durch Fortleitung von Infektionen im Bereich des Schädels (Mittelohr, Nebenhöhlen, Hirnhäute)

Klinik:

- akut einsetzende Kopfschmerzen
- Übelkeit, Erbrechen
- Hirndruckzeichen
- Krampfanfälle
- Bewußtseinsstörungen
- evtl. begleitendes Fieber und Entzündungszeichen (septische Thrombose)

Die Diagnose wird durch ein **CCT** und eine **Kernspinangiographie** gestellt, in denen sich die Thrombenbildung darstellt.

Therapie:

- Heparinisierung
- Hirnödemtherapie
- Oberkörperhochlagerung (30°)

6.3.   Aneurysma

Aneurysmen der Hirnarterien sind säckchenförmige **Ausweitungen** der hirnversorgenden Blutgefäße. Ursache ist meist eine angeborene **Gefäßwandschwäche** durch fehlende Anlage eines Teiles der Gefäßwand. Aneurysmen finden sich meistens im Bereich der Hirnbasis.

Klinik:

Kleinere Aneurysmen der Hirngefäße sind in der Regel völlig symptomlos. Nur bei entsprechender Größe und Lage kann es zur Kompression von Nerven mit entsprechenden neurologischen Symptomen kommen:

- anfallsartige Kopfschmerzen
- neurologische Ausfälle von Hirnnerven (Augenmuskelstörungen)

Wegen der dünnen Gefäßwand besteht aber jederzeit die Gefahr einer **Ruptur**, die dann zu einer plötzlich einsetzenden Blutung in den Subarachnoidalraum (**Subarachnoidalblutung**) mit dramatischer Symptomatik führt:

- plötzlich einsetzende, heftigste Kopfschmerzen „wie noch nie"
- Übelkeit und Erbrechen
- Bewußtseinstrübung bis hin zur Bewußtlosigkeit
- Nackensteifigkeit, neurologische Ausfälle
- Hirndruckzeichen

Auslösend wirken oft kurzzeitige Anstrengungen wie das Heben schwerer Lasten oder das Einsetzen der Bauchpresse beim Toilettengang.

■ *Plötzlich einsetzende, heftigste Kopfschmerzen („als ob der Kopf zerspringt") kennzeichnen die Aneurysmablutung.*

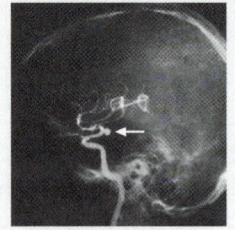

Abb. 37:
Typisches Aneurysma im
Bereich der Hirngefäße

Therapie:

Nach Sicherung der Diagnose durch CT, **Lumbalpunktion** (blutiger Liquor) und Arteriographie erfolgt die sofortige Therapie:

- Sicherung der Vitalfunktionen
- Schmerztherapie
- Sedierung (Benzodiazepine)
- Hirnödemtherapie (Mannit)
- operative Ausschaltung des Aneurysmas (Clipping) und Ausräumung der Blutung

Prognose:

Die Prognose ist abhängig vom Ausmaß der Blutung und der Schnelligkeit der neurochirurgischen Versorgung. Auch symptomlose Aneurysmen sollten operativ ausgeschaltet werden, da jederzeit die Gefahr einer lebensgefährlichen Ruptur besteht.

> Hirnaneurysmen finden sich meistens im Bereich der Hirnbasisgefäße. Hauptgefahr der in der Regel asymptomatischen Aneurysmen ist ein Einriß der dünnen Gefäßwand, bei der es dann zu einer plötzlich einsetzenden, lebensbedrohlichen Subarachnoidalblutung mit heftigsten Kopfschmerzen und Bewußtseinseintrübungen kommt.

6.4. Angiome

Angiome sind angeborene, geschwulstartige Fehlbildungen von Arterien und Venen. Dabei sind die Arterien und Venen in einem **Gefäßknäuel** verwuchert. Die Ursache ist unbekannt, zum Teil wahrscheinlich genetisch verankert.

Klinik:

Kleinere Angiome sind symptomlos. Größere Angiome führen zu Durchblutungsstörungen der nachgeschalteten Hirngefäße mit entsprechenden Symptomen:

• Kopfschmerzen
• Krampfanfälle
• neurologische Ausfälle (Halbseitenlähmungen, Sprachstörungen)
• Blutungen (bei Ruptur des Angioms)

Die Diagnose wird durch CT, MRT und Angiographie gestellt.

Therapie:

Nach genauer Lokalisation erfolgt die chirurgische Entfernung des Angioms. In Einzelfällen (Inoperabilität) kann auch eine Bestrahlung erfolgen, durch die die Gefäße dann veröden.

7

Entzündliche Erkrankungen des Nervensystems

Entzündungen des ZNS betreffen entweder Gehirn, Hirnhäute oder das Rükkenmark. Sie können durch Bakterien, Viren oder Pilze hervorgerufen werden, die über den Blut- oder Lymphweg verschleppt werden oder von Verletzungen bzw. Entzündungsherden direkt aus der Nachbarschaft (Gesichtshaut, Ohr) stammen. Je nach betroffenen Strukturen spricht man von einer:

- **Meningitis** (Hirnhautentzündung)
- **Enzephalitis** (Gehirnentzündung)
- **Myelitis** (Rückenmarksentzündung)

Die Strukturen können isoliert oder wegen ihrer anatomischen Nachbarschaft häufig auch kombiniert betroffen sein (z.B. Meningoenzephalitis).

Nach dem Bundesseuchengesetz besteht für Erkrankungen und Tod bei allen Formen der Meningitis und Enzephalitis **Meldepflicht**. Bei einer Meningokokken-Meningitis müssen die Patienten vorübergehend (bis 24 Stunden nach Therapiebeginn) **isoliert** werden.

7.1. Meningitis (Hirnhautentzündung)

Entzündungen der **Hirnhaut** können von vielen verschiedenen Erregern verursacht werden. Je nach auslösender Erregergruppe läßt sich folgende Einteilung treffen:

- eitrige, akute Meningitis (Bakterien)
- nicht-eitrige, lymphozytäre Meningitis (Viren)
- tuberkulöse Meningitis (Sonderform durch Tuberkelbazillen)

Ist die Hirnrinde mitbetroffen, so spricht man von einer **Meningoenzephalitis**.

Ursachen:

- Einwanderung der Keime aus benachbart gelegenen Entzündungsherden, z.B. im Bereich des Schädels oder der Ohren (Mittelohrentzündung, Nasennebenhöhleninfekte)
- auf dem Blut- oder Lymphweg verschleppte Keime (hämatogen, lymphogen)
- Keimverschleppung durch eine offene Wunde (z.B. offenes Schädel-Hirn-Trauma), selten auch durch einen medizinischen Eingriff (Spinalanästhesie)

Klinik:

Unabhängig vom auslösenden Erreger sind die Leitsymptome bei allen Formen der Meningitis gleich:

- **Kopfschmerzen**
- **Meningismus** (Nackensteifigkeit)
- **Reizüberempfindlichkeit** auf Sinnesreize (Licht, Geräusche, Schmerz)
- Übelkeit, Erbrechen
- leichtes bis starkes Fieber
- evtl. Bewußtseinsstörungen
- evtl. epileptische Anfälle bei Mitbeteiligung des Gehirns (Meningoenzephalitis)

■ *Leitsymptom der Meningitis ist die Nackensteifigkeit (Meningismus).*

Diagnostik:

Neben der Anamnese (Begleitinfektionen, Verletzungen) und der körperlichen Untersuchung sichern vor allem die Laborbefunde die Diagnose:

- Zellvermehrung im Liquorausstrich, evtl. Erregernachweis
- begleitendes CT zum Nachweis benachbarter Entzündungsherde

7.1.1. Akute eitrige Meningitis

Die akute eitrige Meningitis wird durch bakterielle Erreger hervorgerufen. Sie beginnt meistens hochakut und verläuft mit schweren Allgemeinsymptomen und oft hochgradigen Bewußtseinsstörungen. Der Liquor ist meist **eitrig**.

Erreger:

- Pneumokokken (häufigster Erreger)
- Meningokokken
- Streptokokken
- Staphylokokken
- Hämophilus influenzae (häufig bei Kindern)

Die **Meningokokkenmeningitis** kann **epidemisch** mit einer Erregerübertragung durch Tröpfcheninfektion verlaufen, vor allem bei Jugendlichen. Hier kann es in Einzelfällen zu einer dramatisch verlaufenden Sepsis mit Verbrauchskoagulopathie und Kreislaufschock (**Waterhouse-Friderichsen-Syndrom**) kommen.

■ *Häufigster Erreger der bakteriellen Meningitis sind die Pneumokokken. Eine Meningokokkenmeningitis kann epidemisch verlaufen.*

Therapie:

- Antibiotika nach Antibiogramm
- symptomatische Therapie der Komplikationen

Vor Therapiebeginn sollte eine **Liquorpunktion** zwecks bakteriologischer Untersuchung zur Erreger- und Resistenzbestimmung durchgeführt werden.

Prognose:

Die bakterielle Meningitis ist von Komplikationen geprägt. Es kann zu Abszessen und Empyemen und irreversiblen Hirnschäden kommen. Die Letalität beträgt bis zu 50%.

7.1.2. Nicht eitrige Meningitis (lymphozytäre Meningitis)

Die nicht eitrige oder aseptische Meningitis wird vor allem durch Viren ausgelöst. Sie findet sich häufig als Komplikation einer anderen Virusinfektion (Mumps, Masern) und verläuft weniger akut und dramatisch als die bakterielle Meningitis. Stärkere Bewußtseinsstörungen sind sehr selten. Im Liquor finden sich vermehrt Lymphozyten.

Erreger:

- verschiedene Viren im Rahmen von Allgemeininfekten (Mumps, Masern, Windpocken)
- einige Viren, die das Gehirn direkt befallen (z.B. Herpes-Virus, FSME-Virus)

Therapie:

Die Therapie besteht vor allem in symptomatischen Maßnahmen:
- Bettruhe
- fiebersenkende Medikamente
- evtl. Virostatika (hemmen die Virusvermehrung)

Prognose:

- meist gutartiger Verlauf

■ *Die nicht eitrige, virale Meningitis verläuft in den meisten Fällen gutartiger als die bakterielle eitrige Meningitis.*

7.1.3. Tuberkulöse Meningitis

Die tuberkulöse Meningitis tritt meist im Rahmen einer hämatogenen Streuung bei **Tuberkulose** auf. Sie neigt zu einem chronischem Verlauf und wird entsprechend der Tuberkulose mit einer tuberkulostatischen Kombinationstherapie behandelt.

Erreger:

• Mycobakterium tuberculosis

Therapie:

• tuberkulostatische Dreierkombination (INH, Ethambutol, Protionamid)

symptomatisch.

	Eitrige Meningitis	**Lymphozytäre Meningitis**	**Tuberkulöse Meningitis**
Erreger	Bakterien (Meningo-kokken, Pneumokok-ken, Staphylokokken)	meistens Viren (Zoster, Herpes simplex), selten Pilze	Tuberkelbakterien
Verlauf	akut mit hohem Fieber und starken Bewußt-seinstrübungen	akut-schleichend mit leichtem Fieber und kaum Bewußtseins-trübungen	schleichend-chronisch mit mäßigen Bewußt-seinstrübungen
Liquor	trüb-eitrig	klar	klar
Therapie	Antibiotika	symptomatisch, Viro-statika	Tuberkulostatika
Prognose	gut bis zweifelhaft	meistens gut außer bei chron. Verlaufsform	zweifelhaft, oft Kom-plikationen

Tab. 4:
Merkmale der Meningitiden

7.2. Encephalitis (Hirnentzündung)

Encephalitiden sind meist durch Viren ausgelöste Hirnentzündungen. In den meisten Fällen sind die Hirnhäute (**Meningoencephalitis**) oder das Rücken-mark (**Enzephalomyelitis**) mitbetroffen.

7.2.1. Primäre Encephalitis

Primäre Encephalitiden entstehen durch direkte Viruseinwirkung auf das Hirn-gewebe. Häufig handelt es sich um bekannte Viren, die auch Krankheitssympto-me an anderen Organsystemen verursachen und auf dem Blutweg in das Gehirn verschleppt werden. Die häufigsten Erreger sind **Herpes-simplex-Viren**.

Erreger:

• Herpes-simplex-Virus (Herpes)
• Paramyxoviren (Mumps, Masern)
• Enteroviren (Kinderlähmung, Bornholmer Krankheit)
• Arboviren (**Frühsommermeningoencephalitis**)
• Epstein-Barr-Virus (Pfeiffersches Drüsenfieber)
• Rabiesviren (Tollwut)
• HIV-Virus (AIDS)

Klinik:

Virus-Encephalitiden beginnen plötzlich **akut fieberhaft** mit:

• Kopfschmerzen und Übelkeit
• Bewußtseinsstörungen
• organisches Psychosyndrom mit Verwirrtheit, abnormen Erlebnisreaktionen
• Krampfanfällen
• neurologische Herdsymptome (umschriebene Lähmungen)

Das EEG zeigt im akuten Stadium Veränderungen, im Liquor findet sich eine Vermehrung der Lymphozyten.

Therapie:

Mittel der ersten Wahl bei der viralen Meningoencephalitis ist die Gabe von **Aciclovir** (Zovirax®), das besonders bei einer Herpes-simplex-Infektion wirkt. Ansonsten beschränkt sich die Therapie auf symptomatische Maßnahmen wie z.B.:

• Antibiotika bei zusätzlicher bakterieller Infektion

• Antikonvulsiva bei Krampfanfällen

• Antipyretika bei Fieber

• Schmerzmittel

■ *Gegen die vor allem im Frühjahr gehäuft auftretende Zeckenencephalitis ist eine Impfung möglich.*

Prognose:

Entscheidend ist der frühzeitige Beginn der Therapie. Die Letalität liegt auch unter Behandlung noch bei 20%. Bei etwa der Hälfte der Patienten bleiben neurologische Defekte zurück.

7.2.2. Parainfektiöse Encephalitis

Parainfektiöse Encephalitiden entstehen durch eine immunbedingte Mitreaktion des Nervensystems auf einen Virusinfekt. Auslöser sind besonders die Exanthemkrankheiten wie Röteln, Masern oder Windpocken.

Die Symptomatik entspricht den anderen Formen der Enzephalitis, im Vordergrund stehen Bewußtseinstrübungen und Krampfanfälle. Die oft chronischen Verlaufsformen können meist nur symptomatisch behandelt werden.

Embolische Herdencephalitis

Die embolische Herdencephalitis ist eine Sonderform der Encephalitis durch metastasenartige Keimabsiedelungen von infektiösen Prozessen. Ausgangspunkt sind meist eine bakterielle Endokarditis oder Lungenabszesse.

7.3. Hirnabszeß

Hirnabszesse sind umschriebene, abgekapselte Eiteransammlungen im Hirngewebe. Sie werden am häufigsten durch Staphylokokken, Streptokokken und Pneumokokken hervorgerufen.

Ursachen:

Die Erregerverschleppung in das Gehirn kann über drei Mechanismen erfolgen:

• häufig lokale **Fortleitung** von Entzündungen, z.B. bei Mittelohrentzündungen

• **hämatogene** Verschleppung, z.B. aus Bronchiektasen, eitrigen Pneumonien oder aus anderen Körperpartien (Herzbeutelentzündungen)

• selten durch Einschleppung nach offenem Schädel-Hirn-Trauma (oft Monate nach dem Trauma)

■ *Eine Mittelohrentzündung kann durch Keimfortleitung zu einem Hirnabszeß führen.*

Klinik:

Das klinische Bild eines Hirnabszesses ist gekennzeichnet durch die zunehmende Raumforderung:

• oft rascher Beginn

• Bewußtseinstrübung

• Erbrechen

• Krampfanfälle

• entsprechende neurologische Herdsymptome (Lähmungen)

• Stauungspapille

Der diagnostische Nachweis des Hirnabszesses erfolgt durch ein **CT** oder **MRT** des Schädels. Labor- und Liquorbefund zeigen nicht immer Entzündungszeichen, im EEG sind gelegentlich Herdbefunde zu sehen.

Therapie:

- antibiotische Vorbehandlung
- radikale chirurgische Ausräumung und Abszeßdrainage bei abgekaspelten Abszessen

Prognose:

Die Letalität des Hirnabszesses beträgt bis zu 30%.

7.4. Myelitis

Eine Myelitis ist eine Entzündung des Rückenmarkes. Sie kann durch Bakterien oder Viren verursacht sein. Häufig tritt sie begleitend zu einer Enzephalitis auf (**Enzephalomyelitis**). Die Rückenmarksentzündung mit dem Polio-Virus wird als **Poliomyelitis** bezeichnet.

7.5. Creutzfeldt-Jakob-Krankheit (CJD)

Die Creutzfeldt-Jakob-Krankheit ist eine seltene degenerative Hirnerkrankung, die durch infektiöse Eiweißmoleküle (**Prione**) ausgelöst wird. Sie tritt in einer Häufigkeit von 1 : 1Million sporadisch auf. In extrem seltenen Fällen zeigt die Erkrankung eine familiäre Häufung.

Ähnliche, auch zu den Prion-Krankheiten gehörende Erkrankungen sind das **Kuru** (durch Kannibalismus in Neuguinea übertragen), die **Scrapie** (Nervenkrankheit bei Schafen und Ziegen) und die **BSE** (erstmals 1986 in Großbritannien entdeckte Rinderkrankheit). Ob die BSE auf den Menschen übertragen werden und dort die Creutzfeldt-Jakob-Krankheit auslösen kann, ist nach wie vor umstritten.

Ursachen:

Die Ursache der CJD ist eine Infektion des Hirngewebes durch Prione, die übertragen werden durch:
- Kontakt mit infiziertem Gewebe (Dura- oder Korneatransplantat)
- Genuß von infiziertem Rindfleisch (sehr umstritten!)

Klinik:

- organisches Psychosyndrom (hochgradige **Demenz**)
- neurologische Funktionsstörungen (Myoklonien, Zittern, Spastik, Rigor)
- im Endstadium Koma

Die Diagnosestellung ist aufgrund der unspezifischen Symptome sehr schwierig. Die Kombination der klinischen Befunde und von einigen EEG-Veränderungen erlauben die Verdachtsdiagnose. Die endgültige Diagnose kann meistens erst durch eine Obduktion geklärt werden.

Prognose:

Die Erkrankung führt im Mittel nach 6-12 Monaten zum Tod.

7.6. Spezielle Virusinfektionen

7.6.1. FSME

Die **Frühsommer-Meningoenzephalitis** ist eine Viruserkrankung, die durch Zeckenbisse übertragen wird und sich durch einen zweiphasigen Fieberverlauf (Prodromalstadium - fieberfreies Intervall - Organmanifestation) auszeichnet. Sie tritt nur in bestimmten **Endemiegebieten** (Bayern, Baden-Württemberg, Kärnten, Osteuropa, Rußland u.a.) auf.

Klinik:

Das Virus kann den Hirnstamm, die Hirnnervenkerne und die Vorderhornzellen des Rückenmarks befallen. Nach einer Inkubationszeit von 7-14 Tagen kommt es zu:

- hohem Fieber mit grippeähnlichen Symptomen
- nach einem fieberfreien Intervall Meningitis, Meningoenzephalitis oder Myelitis
- evtl. bleibende neurologische Störungen (Lähmungen)

In 70-90% der Fälle verläuft die Infektion ohne Symptome. In etwa 10% der manifesten Erkrankungen kommt es zu bleibenden Schäden, etwa 1% der Meningoenzephalitiden enden tödlich. Daher wird die **Impfung** in den klassischen Endemiegebieten empfohlen

■ *Die FSME führt in ca. 10% der Erkrankungen zu bleibenden neurologischen Schäden, in etwa 1% der Fälle verläuft sie tödlich. Daher Impfung in Endemiegebieten!*

7.6.2. Herpes-simplex-Enzephalitis

Herpesviren sind weltweit verbreitete Viren. Das Herpes-simplex-Virus, das bei über 80% aller Menschen nachgewiesen werden kann, muß nicht zu klinischen Symptomen führen. Der Nachweis von Herpesviren ist also nur bei gleichzeitigen Krankheitssymptomen von Bedeutung. Damit ist die Herpesinfektion das klassische Beispiel einer **latenten Infektion**, die sich unter bestimmten Bedingungen klinisch manifestieren kann. Die Übertragung erfolgt durch Speichel, Geschlechtsverkehr oder über eine Infektion im Geburtskanal.

Man unterscheidet zwei Arten von Herpes-Viren:

- Herpes simplex Typ 1 (HSV 1): Auslöser des **Herpes labialis**
- Herpes simplex Typ 2 (HSV 2): Auslöser des **Herpes genitalis**

Vor allem bei einer vorliegenden **Abwehrschwäche** (z.B. bei Immunsuppression, AIDS) kann es zu Übergreifen des Virus auf das Gehirn kommen. Eine Infektion mit HSV 1 führt dabei zur Enzephalitis, beim Typ HSV 2 sind meistens die Hirnhäute betroffen.

■ *Zu einer Herpes-Enzephalitis kommt es meist nur bei gleichzeitig vorliegender Immunschwäche.*

Klinik:

- Fieber
- Kopfschmerzen, Müdigkeit
- evtl. Herdsymptome mit Krampfanfällen, Lähmungen
- Bewußtseinsstörungen

Die Diagnose wird durch Liquorpunktion (evtl. Antikörpernachweis), CT und EEG gesichert.

Therapie:

- bereits im Verdachtsfall Gabe von Aciclovir (Zovirax®)

7.6.3. Zoster (Gürtelrose)

Das Varizellen-Zoster-Virus gehört zur Gruppe der Herpesviren und ist der Auslöser der **Windpocken** (Varizellen) und der **Gürtelrose** (Zoster). Die Gürtelrose ist als Rezidiv einer Windpockeninfektion zu betrachten. An Gürtelrose können nur Menschen erkranken, die bereits eine Windpockeninfektion durchgemacht haben. Nach der Erstinfektion (Windpocken) kommt es zur Wanderung der Viren in die Spinalganglien der Nerven, in denen sie jahrelang ohne jedes Symptom verbleiben können.

Unter bestimmten Bedingungen (**geschwächte Abwehrlage**, fieberhafte Grunderkrankungen) kommt es dann zur Aktivierung der Herpesviren in den Nervenzellen. Bevorzugt erkranken ältere und immungeschwächte Patienten.

Klinik:

Die Krankheitssymptome bleiben streng halbseitig auf das betroffene Spinalner-
vensegment begrenzt:

- Bläschenbildungen in dem betroffenen Segment
- lokalisierte, brennende Schmerzen und Sensibilitätsstörungen (Neuralgien)
- beim Befall des N. ophtalmicus evtl. Mitbefall des Auges mit Sehstörungen
- Allgemeinsymptome (Müdigkeit, Abgeschlagenheit)

Mögliche, aber seltene Komplikationen sind eine Meningitis oder Enzephalitis.
Häufiger ist eine **Zosterneuralgie**, die zu quälenden und chronischen Schmerzen führen kann.

■ *Die Gürtelrose ist streng einseitig auf das Innervationsgebiet des befallenen Nerven beschränkt.*

Therapie:

- Aciclovir (Zovirax®)
- Glukokortikoide

7.6.4. AIDS

Das HIV-Virus ist der Erreger von AIDS, eine erstmals 1981 beschriebene, erworbene Immunschwäche. Das Virus befällt hauptsächlich die Helfer-T-Lympho-
zyten, die durch das HIV-Virus zerstört werden und so schließlich den
Zusammenbruch des körpereigenen Immunsystems herbeiführen. Außerdem
befällt das HIV-Virus auch direkt Strukturen des ZNS mit der Folge von Entzündungen der Hirnhäute und des Hirngewebes (**Meningitis** und **Meningoenzephalitis**).

Klinik:

Neben den für die AIDS-Erkrankung typischen, schweren opportunistischen Infektionen kann es bei Befall der Nervenzellen zu massiven neurologischen
Krankheitsbildern kommen:

- akute Meningoenzephalitis
- Hirnatrophie mit Ausbildung einer Demenz (Enzephalopathie)
- Degeneration der Rückenmarksbahnen
- zusätzliche Infektionen des ZNS mit Herpes-Erregern (Herpes-Enzephalitis)
  oder Zytomegalie-Viren

■ *Das HIV-Virus befällt neben den T-Lymphozyten auch die Nervenzellen
des ZNS und führt dort zu entsprechenden Symptomen.*

Therapie:

Verschiedene antivirale Stoffe und Immunstimulatoren (Interferon) sind in der
Lage, das Virus zu bekämpfen, die akuten Phasen abzuschwächen und den Aus-
bruch des Vollbildes evtl. zu verzögern. Eine therapeutische Möglichkeit, das Virus vollständig zu eliminieren, gibt es aber derzeit nicht. Opportunistische
Infektionen werden mit Virostatika oder Antibiotika behandelt.

Weitere vielversprechende Medikamente befnden sich in klinischer Erprobung,
sind aber noch nicht zugelassen.

7.6.5. Poliomyelitis (Kinderlähmung)

Das Poliomyelitis-Virus ist der Erreger der **Kinderlähmung** (Poliomyelitis). Das
Virus wird durch den Stuhl ausgeschieden und weiterverbreitet, Eintrittspforte
ist die Mund- und Rachenschleimhaut. Eine Infektion mit dem Polio-Virus, das
eine hohe Ansteckungsfähigkeit (hoher Kontagionsindex) besitzt, verläuft in 90-
95% der Fälle (klinisch inapparent). In diesem Fall spricht man auch von einer
sog. „stillen Feiung" gegen das Virus.

Klinik:

Das Virus befällt vor allem die graue Substanz des ZNS, speziell die motorischen **Vorderhornzellen** des Rückenmarks. Nach einem Anfangsstadium mit unspezifischen grippalen Erscheinungen wie Fieber, Abgeschlagenheit und Müdigkeit kommt es zunehmend zu neurologischen Symptomen:

- Fieberanstieg, einhergehend mit Kopfschmerzen, Gliederschmerzen und Nackensteifigkeit
- zunehmende Meningitis
- plötzlich auftretende schlaffe Lähmung („Morgenlähmung"), die symmetrisch die Muskulatur befällt
- in schweren Fällen Atemlähmung oder Herzstillstand

Die Lähmungen bei der Poliomyelitis sind meist bleibend.

Therapie:

Eine medikamentöse Therapie ist nicht möglich. Daher ist die wichtigste Maßnahme die prophylaktische **„Schluckimpfung"**. Hierbei werden abgeschwächte Viren über die Mundschleimhaut aufgenommen und der Körper zur Antikörperbildung angeregt. Die Impfung sollte alle 10 Jahre aufgefrischt werden, vor allem bei Reisen ins Ausland.

■ *Obligate Schluckimpfung zur Prophylaxe gegen die Kinderlähmung (Polio).*

Durch die obligat eingeführte Schluckimpfung ist die Erkrankung selten geworden, wenngleich durch die zunehmende Impfmüdigkeit in jüngster Zeit wieder mehrere Fälle aufgetreten sind.

7.7. Spezielle bakterielle Infektionen

7.7.1. Borreliose

Die Borreliose ist eine bakterielle Infektion des Nervensystems, die durch Zeckenbiß übertragen wird. Der Erreger (Borrelia burgdorferi) gelangt über den Blutweg ins ZNS und führt dort zu Entzündungen verschiedener Strukturen.

Klinik:

Die Borreliose beginnt mit einer charakteristischen Hautrötung im Bereich des Zeckenstiches (**Erythema chronicum migrans**). Etwa einen Monat nach dem Stich kommt es durch den Befall des ZNS zu neurologischen Erscheinungen:

- Meningitis
- Myelitis
- Enzephalomyelitis
- Lähmungen einzelner Hirnnerven

Typisch für die Borreliose sind außerdem begleitende Entzündungen der Gelenke (**Lyme-Arthritis**) und des Herzmuskels (**Myokarditis**).

Therapie:

- Antibiotika (Tetracycline, Cephalosporine)

In etwa 10 % der Fälle muß mit bleibenden Schäden gerechnet werden.

7.7.2. Neurolues (Syphilis)

Die Lues (Syphilis) ist eine durch **Treponemen** verursachte Geschlechtskrankheit. Sie wird beim Geschlechtsverkehr (beim Feten via Plazenta), durch Verletzung mit infiziertem Blut, oder durch Transfusionen übertragen. Die Lues verläuft in drei Stadien, wobei es im Sekundär- und Tertiärstadium zu einem Mitbefall des ZNS (**Neurolues**) kommt.

Dank der heute meist früh einsetzenden Antibiotikatherapie sind die Vollbilder der Neurolues selten geworden.

Primärstadium (Lues I)

Schon im **Primärstadium (Lues I)** findet eine Erregerausbreitung im gesamten Körper statt. Nach einiger Zeit kommt es zur spontanen Ausheilung und zu einer bis zu 20 Wochen andauernden, symptomfreien Zeit. In diesem Stadium ist das Nervensystem nicht betroffen.

Sekundärstadium (Lues II)

Im Sekundärstadium kommt es zur Mitbeteiligung des Nervensystems:

- meningeale Reizerscheinungen, z.B. reversible Augenmuskellähmungen, Kopfschmerzen
- Neuralgien, flüchtige Lähmungserscheinungen

In einem Drittel der Fälle kommt es auch ohne Therapie zur Spontanheilung der neurologischen Erscheinungen. Die Lues mündet in eine Latenzphase ein.

Tertiärstadium (Lues III)

Nach frühestens drei, oft aber auch nach 10 Jahren dauernder Latenzzeit findet der Übergang in das prognostisch sehr ungünstige letzte Stadium der Organmanifestation, dem Tertiärstadium (Lues III), statt. Hier kommt es im Bereich des Nervensystems zum Vollbild der **Neurolues**:

- fortschreitende Gefäßwandentzündungen mit Hirngewebsschwund, Krampfanfällen, Lähmungen, Erblindung (**Lues cerebrospinalis**)
- Rückenmarksdegeneration mit Empfindungsstörungen, Gangunsicherheit, Erlöschen der Eigenreflexe (**Tabes dorsalis**)
- chronische Meningoenzephalitis mit zunehmendem Untergang von Gehirngewebe und schweren psychischen Veränderungen und Demenz (**progressive Paralyse**)

Der Nachweis der Syphiliserreger erfolgt in der sog. **Dunkelfeldmikroskopie**. Daneben gibt es noch empfindliche, **serologische** Untersuchungsmethoden, die allerdings frühestens nach der 5. Woche nach der Ansteckung positiv werden (FTA-Test, TPI-Test, TPHA-Test).

Therapie:

- Penicillin
- Erythromycin

7.7.3. Tetanus

Der Erreger des **Wundstarrkrampfes** (Tetanus) ist das Clostridium tetani . Tetanusbazillen gehören zu den normalen Besiedlern des Bodens und kommen fast überall vor. Bei offenen Verletzungen (Stich-, Riß- und Quetschwunden) gelangen sie in den Körper und können sich dort unter Luftabschluß vermehren. Die Tetanusbazillen produzieren ein hochwirksames Gift (Tetanospasmin), das am Nervensystem (motorische Vorderhornzellen) die Informationsübertragung hemmt.

Krankheitsbild:

Nach einer Inkubationszeit von 4-14 Tagen zeigt sich folgendes Bild:

- krampfartige, schmerzhafte Streckkrämpfe der willkürlichen Muskulatur, hpts. an den Extremitäten
- krampfartige extreme Beugung ins Hohlkreuz (**Opisthotonus**)
- grimassenartige Gesichtsverzerrungen (**Risus sardonicus**) und Kieferklemme (**Trismus**)
- Befal der Atemmuskulatur, Tod durch Ersticken bei vollem Bewußtsein

Auslösend wirken oft äußere Reize (Licht).

■ *Charakteristisch für den Tetanus ist die grimassenartige Verzerrung der Gesichtsmuskulatur (Risus sardonicus).*

Der **Toxinnachweis** erfolgt an Versuchstieren, denen man das fragliche Gift einspritzt. Bei positivem Ausfall des Testes, gleichbedeutend mit einer Anwesenheit von Tetanuserregern, kommt es bei den Versuchstieren zu der typischen „Robbenstellung" der Gliedmaßen.

Therapie:

- schnellstmögliche Gabe des Antitoxins (aktive Schutzimpfung mit Tetagam)
- eventuell chirurgische Sanierung der Wunde
- Antibiotika zur Vermeidung von Sekundärinfektionen
- Sedierung und Abschirmung des Patienten

Wichtigste Maßnahme beim Tetanus ist die Prophylaxe durch eine aktive und passive **Schutzimpfung** (Simultanimpfung) mit Tetanol und Tetagam (Tetanus-Hyper-Immunglobulin), die nach einer Verletzung gegebenenfalls aufgefrischt werden muß.

■ *Bei jeder Verletzung Frage nach Tetanusimpfschutz. Bei nicht sicherer Tetanusimmunität immer Simultanimpfung.*

Entzündungen des ZNS betreffen entweder Gehirn, Hirnhäute oder das Rückenmark. Sie können durch Bakterien, Viren oder Pilze hervorgerufen werden, die über den Blut- oder Lymphweg verschleppt werden oder von Verletzungen bzw. Entzündungsherden direkt aus der Nachbarschaft (Gesichtshaut, Ohr) stammen. Infektionen, die typischerweise Strukturen des Nervensystems betreffen, sind z.B. die FSME, die Herpes-Enzephalitis, der Zoster und die Borreliose.

7.8. Multiple Sklerose (Encephalomyelitis disseminata)

Die Multiple Sklerose (MS) ist eine chronisch oder in Schüben verlaufende Erkrankung unbekannter Ursache. Sie führt zur Entmarkung (**Demyelinisierung**) und Narbenbildung (**Sklerosierung**) der weißen Substanz des gesamten zentralen Nervensystems. Folge der Auflösung der Markscheiden ist eine stark verminderte bis aufgehobene Nervenleitung. Die MS entwickelt sich meist zwischen dem 20. und 40. Lebensjahr, die Häufigkeit beträgt etwa 100 Fälle auf 100.000 Menschen.

Ursachen:

Die Ursache der Multiplen Sklerose ist nicht bekannt. Folgende Theorien werden diskutiert:
- Virusinfektion (Slow-Virus)
- Autoimmungeschehen (allergische Reaktionen)
- genetische Disposition (Vererbung)
- Stoffwechselstörung der Nervenscheiden

Klinik:

Der klinische Verlauf der Multiplen Sklerose ist vor allem geprägt durch den **schubweisen** Verlauf, wobei die freien Intervalle Jahre andauern können. Besonders zu Beginn der oft Jahrzehnte andauernden Erkrankung können die Schübe völlig ausheilen. Im Schub zeigen sich:
- Augenmuskellähmungen mit Doppelbildersehen (Frühsymptom)
- Befall des Sehnerven ggf. mit Atrophie
- Sensibilitätsstörungen
- Augenzittern (Nystagmus)
- spastische Lähmungen
- Sprachstörungen
- Blasen-Mastdarm-Störungen
- psychische Veränderungen (Depressionen, Demenz)

■ *In den meisten Fällen kommt es bei der Multiplen Sklerose zu einem charakteristischen, schubweisen Verlauf.*

Die Diagnose ergibt sich aus den charakteristischen **Liquorbefunden** und dem MRT. Durch die **evozierten Potentiale,** die bereits früh Störungen der Nerven-leitung zeigen, kann eine MS häufig bereits sehr früh diagnostiziert werden.

Therapie:

Eine kausale Therapie der MS ist nicht möglich. Im **akuten Schub** können die Krankheitserscheinungen abgemildert werden durch:
• Kortikoide (z.B. Urbason®)

Daneben werden zur **Schubprophylaxe** folgende Substanzen verabreicht:
• Immunstimulanzien wie z.B. ß-Interferon (Betaferon®)
• seit neuestem auch Immunsuppressiva wie Azathioprin (z.B. Imurek®)
• Benzodiazepine

Bei der symptomatischen Therapie ist vor allem die Krankengymnastik, Ergo- und Sporttherapie von großer Bedeutung.

Prognose und Verlauf:

Der Verlauf der Erkrankung ist unterschiedlich. In etwa einem Drittel der Fälle verläuft die MS sehr gutartig mit langen freien Intervallen ohne zurückbleibende Störungen. Andere Formen führen nach wenigen Monaten durch stark fort-schreitenden Verlauf zum Tode. Normalerweise nehmen mit jedem Schub die bleibenden Störungen zu. Die Letalität beträgt ca. 10-20% nach 20 Jahren.

Tab. 5: Häufigkeit der Symptome bei der Multiplen Sklerose (absteigende Häufigkeit)

spastische Lähmungen (90%)
Intentionstremor
Sensibilitätsstörungen
Augenmuskellähmungen
Nystagmus
vegetative Störungen (Blasen-Mastdarmstörungen)
Sprachstörungen (30%)

8

Anfallsleiden

Ein zerebraler Krampfanfall (**epileptischer Anfall**) ist eine vorübergehende Fehlfunktion des Gehirns, bei der es zu plötzlich einsetzenden Störungen mit motorischen, sensorischen, vegetativen und/oder psychischen Erscheinungen kommt. Es können hierbei das ganze (**generalisierte Anfälle**) oder nur Teile des Gehirns (**fokale Anfälle**) betroffen sein.

Dem Krampfanfall liegt eine plötzliche **Entladung von Nervenzellen** zugrunde. Grundsätzlich kann jedes Gehirn unter bestimmten Bedingungen mit einen Krampfanfall reagieren. Etwa 5% aller Menschen erleiden in ihrem Leben ein- oder mehrere Male einen Krampfanfall (**Gelegenheitsanfall**). Ein solcher Krampfanfall ist als Reaktion auf bestimmte Bedingungen und Umstände zu werten, so daß er keine Krankheit für sich, sondern lediglich ein Symptom darstellt.

Bei chronisch wiederkehrenden Anfällen, die nicht als Symptom einer anderen Grunderkrankung zu werten sind, sondern einen selbständigen Verlauf nehmen, spricht man von einer **Epilepsie**.

■ *Ein epileptischer Anfall ist eine unkontrollierte Entladung von Nervenzellen. Als Epilepsie bezeichnet man wiederholte Krampfanfälle, die sich zu einem eigenständigen Krankheitsbild entwickeln.*

Ursachen

Letztendlich können alle anatomischen oder morphologischen Veränderungen des Gehirns bzw. des Gehirnstoffwechsels, die zu einer erhöhten Erregbarkeit der Gehirnzellen führen, einen Krampfanfall auslösen. Die wichtigsten sind:

- frühkindliche Hirnschäden
- Hirntumoren, Abszesse, Hirnblutungen
- Schädel-Hirn-Traumata
- Stoffwechselerkrankungen (Hypoglykämie)
- Alkoholismus (übermäßiger Konsum und Entzug)
- Vergiftungen
- Schlafentzug, Hyperventilation
- extremes Flackerlicht (Discothek)
- erbliche Veranlagung
- Medikamente (Psychopharmaka)

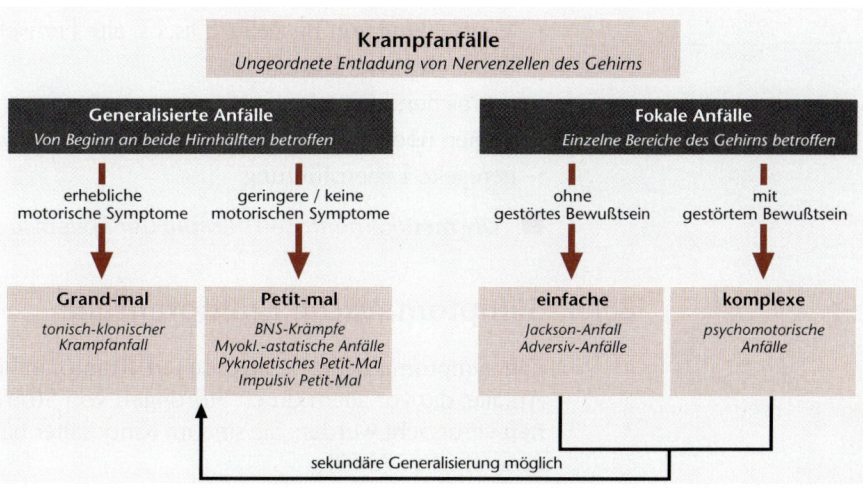

*Abb. 38:
Einteilung der
Krampfanfälle*

Einteilung

Die Einteilung der epileptischen Anfälle ist sehr komplex und kann nur grob aufgezeigt werden. Sie erfolgt im wesentlichen über die Ausdehnung der Krampfanfälle:

- **generalisierte Anfälle**: das gesamte Gehirn ist von den unkontrollierten Entladungen betroffen (z.B. Grand-mal, Petit-mal, Absencen)
- **partielle, fokale Anfälle:** nur Teilbereiche des Gehirns sind von den unkontrollierten Entladungen betroffen (z.B. Jackson-Anfälle)
- nicht klassifizierbare Anfälle

Bei den generalisierten Anfällen sind von Beginn an beide Hirnhälften betroffen. Fokale Anfälle gehen von einem bestimmten umgrenzten Hirnareal aus. Unter **symptomatischen Anfällen** versteht man Anfälle, die durch eine Störung von Stoffwechsel- oder Kreislauffunktionen verursacht wird.

Diagnostik

Die Diagnostik des Krampfleidens ist eine Domaine des **EEG**. Während eines Krampfanfalles finden sich typische Veränderungen der EEG-Wellen (z.B. Spikes and Waves). Da im freien Intervall das EEG völlig normal sein kann, kann man versuchen, durch verschiedene Provokationsreize (Flackerlicht, Schlafentzug) einen Krampfanfall auszulösen.

Therapie

Eine Unterbrechung des **akuten Anfalls** ist durch i.v. Gabe von **Benzodiazepinen** (Diazepam®, Valium®) möglich. Zumeist ist eine Akuttherapie aber nicht möglich, da der Anfall plötzlich eintritt und in der Regel nach 2 Minuten vorbei ist.

Bei der medikamentösen **Langzeitbehandlung** einer Epilepsie soll völlige Anfallsfreiheit erreicht werden. Wichtig ist die regelmäßige Einnahme der antiepileptischen Medikamente (Antikonvulsiva), da eine unregelmäßige Einnahme weitere Krampfanfälle produziert. Die Medikation richtet sich nach dem Anfallstyp. Verwendet werden:

- Phenytoin (Zentropil®): Stabilisierung der Zellmembran
- Valproinsäure (Orfiril®): Erhöhung der Konzentration von GABA (erregungsdämpfender Transmitter)
- Carbamazepin (Tegretal®): Stabilisierung der Zellmembran
- Barbiturate (Luminal®): Anhebung der Krampfschwelle

Der **Serumspiegel** der verabreichten Medikamente sollte regelmäßig kontrolliert werden, da für eine ausreichende Wirksamkeit eine gleichbleibend hohe Konzentration notwendig ist.

Außer der medikamentösen Einstellung sollte der Epilepsie-Kranke bestimmte Regeln der allgemeinen **Lebensführung** beachten, um die Provokation eines Anfalles zu vermeiden:

- Vermeidung von Blitzlicht (Discos, alte Fernseher)
- keine Hyperventilation
- ausreichend Schlaf
- keinen übermäßigen Alkoholgenuß
- geregelte Lebensführung

■ *Die medikamentöse Therapie der Epilepsie ist eine Langzeitbehandlung.*

8.1. Symptomatische Krampfanfälle

Die symptomatischen epileptischen Krampfanfälle sind ein- oder mehrmalige Anfälle, die vor allem durch Störungen von Stoffwechsel- und Kreislauffunktionen verursacht werden. Sie sind im Kindesalter häufiger und sind normalerweise generalisierte Anfälle.

Ursachen:

- Fieber (z.B. **Fieberkrampf** beim Kind), Infekte
- Vergiftungen, Stoffwechselentgleisungen (Hypoglycämie, Urämie)
- Meningitis, Encephalitis
- Tumoren

Therapie:

Die Therapie zielt im wesentlichen auf die symptomatische Behandlung des Krampfanfalls und die Therapie der zugrundeliegenden Ursache.

■ *Auch bis dahin völlig gesunde Menschen können bei bestimmten Erkrankungen einen Krampfanfall erleiden.*

8.2. Generalisierte Krampfanfälle

Generalisierte Krampfanfälle sind Anfälle, bei denen das ganze Gehirn von den unkontrollierten Nervenzellentladungen erfaßt wird. Zu der Gruppe der generalisierten Anfälle zählen die Grand mal-Anfälle und die Petit mal-Anfälle.

8.2.1. Grand mal-Anfälle (Große Anfälle)

Grand mal-Anfälle sind generalisierte Anfälle, die meistens im frühen Erwachsenenalter auftreten. Ihnen kann ein bis zu Tagen dauerndes Prodromalstadium mit Unruhe, Reizbarkeit und Kopfschmerzen vorausgehen. Der eigentliche Krampfanfall hat eine Dauer von ca. 2 Minuten und einen typischem Ablauf:

- in ca. 10% der Fälle Sekunden vor dem Anfall auftretende Sprachstörungen, Unbehagen, Mißempfindungen (**Aura**)
- plötzlicher, lauter durchdringender Schrei (**Initialschrei**)
- **Sturz** auf den Boden
- Streckkrämpfe (**tonische Krämpfe**)
- rhythmische Zuckungen (**klonische Zuckungen**)
- am Schluß des Anfalls kommt es zu einem Stunden andauernden Schlaf, aus dem der Patient ermattet wieder aufwacht (**Terminalschlaf**)

Während des Anfalls kommt es außerdem häufig zu Schaumbildung vor dem Mund, **Zungenbiß** und evtl. **Einnässen** oder Einkoten. Durch die starken Muskelkontraktionen kann es zu Frakturen kommen.

Diagnostik:

Wegen des eindrucksvollen Verlaufes des Grand mal wird die Diagnose in der Regel klinisch gestellt. Das EEG zeigt im typischen Fall Spitzen und Wellen (Spikes and Waves), ist aber in der anfallsfreien Zeit in der Regel normal.

8.2.2. Petit mal-Anfälle (Kleine Anfälle)

Kleine Anfälle sind ebenfalls generalisierte Anfälle, die vor allem im **Kindesalter** auftreten. Bei den meisten stehen kurzzeitige Bewußtseinsstörungen im Vordergrund, die motorischen Störungen sind meist weniger ausgeprägt. Typisch für Petit mal-Anfälle ist die Bindung an typische Altersklassen.

- Blitz-Nick-Salaam-Krämpfe: 3.-8. Lebensmonat
- Myoklonisch-astatische Anfälle: 3.-5. Lebensjahr
- Pyknoletisches Petit mal: 4.-14. Lebensjahr
- Impulsiv Petit mal (Myoklonien): 13.-18. Lebensjahr

■ *Petit mal Anfälle sind generalisierte Anfälle des Kindesalters, deren unterschiedliche Formen bestimmten Altersklassen zugeordnet sind.*

Blitz-Nick-Salaam-Krämpfe (Propulsiv-Petit mal)

BNS-Krämpfe treten im 1. Lebensjahr auf. Sie sind oft Folge von frühkindlichen Hirnschädigungen, zerebralen Mißbildungen oder Stoffwechselanomalien.

Klinik:

Typisch für die BNS-Krämpfe ist das serienartige Auftreten der Anfälle, wobei die einzelnen Serien oft nur wenige Sekunden dauern:

- blitzartiges Vorwärtsbeugen (Nicken) des Kopfes
- Einschlagen der Arme
- Bewußtseinsverlust

Therapie:

- Benzodiazepine

Ohne Therapie können die BNS-Krämpfe in andere Anfallsformen münden und auf Dauer zu schweren Hirnschäden mit einer hochgradigen Demenz führen.

Myoklonisch-astatische Anfälle (Lennox-Syndrom)

Die myoklonisch-astatischen Anfälle, die erst ab dem 3. Lebensjahr auftreten, ähneln den BNS-Krämpfen. Ursache sind auch hier meistens organische Hirnschädigungen.

Klinik:

- plötzlicher Tonusverlust der Muskulatur mit blitzartigem Hinfallen der Kinder
- salvenartige Stöße der Extremitäten
- keine Bewußtseinsstörung

Therapie:

- Benzodiazepine
- Valproinsäure

Pyknoletisches Petit mal (Absencen)

Das pyknoleptische Petit mal ist gekennzeichnet durch in großer Zahl auftretende, einige Sekunden andauernde Bewußtseinspausen (Absencen). Die bis zu 100 Absencen pro Tag setzen plötzlich aus völlig normalen Situationen ein und wirken als seelische Abwesenheit mit starrem Blick ins Leere. Diese Form des Petit mal ist meistens genetisch bedingt.

Klinik:

- Absencen
- leichte, rhythmische Kopf-Arm-Bewegungen

■ *Absencen sind gekennzeichnet durch kurzdauernde Bewußtseinsverluste aus völlig normalen Situationen. Sie bleiben oft unbemerkt.*

Therapie:

- Valproinsäure

Bei etwa zwei Drittel der Patienten kommt es während der Pubertät zu zusätzlichen Grand mal Anfällen.

Impulsiv-Petit mal (Myoklonien)

Die genetisch bedingten Myoklonien treten erstmals in der Pubertät auf. Leitsymptom sind die kurzdauernden Bewegungseffekte („Zucken"), die oft nicht als Anfall, sondern als Übernervosität gedeutet werden.

Klinik:

- Zuckungen von Armen und Schulter, meist nach dem Aufstehen („Fallenlassen der Tasse beim Frühstück")
- keine Bewußtseinsstörungen

Therapie:

• Valproinsäure

Anfallstyp	Erkrankungsalter	Typische Symptome
BNS-Krämpfe	3.-8. Lebensmonat	blitzartiges Vorbeugen des Kopfes, Bewußtseinsverlust
Myoklonisch-astatische Anfälle	3.-5. Lebensjahr	blitzartiges Hinstürzen, salvenartige Zuckungen
Absencen	4.-14. Lebensjahr	nur Sekunden dauernde Bewußt-seinspausen
Myoklonien	13.-18. Lebensjahr	Zuckungen im Schulter-Arm-Bereich, keine Bewußtseinsstörungen

Tab. 6:
Kleine Anfälle (Petit mal)

8.3. Status epilepticus

Beim Status epilepticus folgen mehrere Krampfanfälle direkt aufeinander, ohne daß der Patient das Bewußtsein wiedererlangt. Der Status epilepticus ist ein lebensbedrohliches Krankheitsbild (Kreislaufstörungen, Aspiration), das sofort mit einem Antikonvulsivum (Phenytoin, Benzodiazepine) durchbrochen werden muß. In Einzelfällen kann eine Intubationsnarkose notwendig werden.

8.4. Fokale Anfälle (Herdanfälle)

Herdanfälle sind partielle Anfälle, die meistens auf einer **lokalisierten**, örtlich umschriebenen Veränderung des Gehirns beruhen (z.B. Tumor, Blutung). Die Symptome beschränken sich auf die entsprechenden Körperregionen, das Bewußtsein ist meistens erhalten. Herdanfälle können in jedem Alter auftreten und sich zu einem generalisierten Anfall ausweiten. Zu den fokalen Anfällen gehören:

• Jackson-Anfälle (motorische oder sensible)

• Adversivkrämpfe

• psychomotorische Anfälle

Bezüglich Therapie und Prognose ist es wichtig, Herdanfälle von generalisierten Anfällen abzugrenzen.

8.4.1. Jackson-Anfälle

Man unterscheidet vom motorischen und sensorischen Rindenareal ausgehende Anfälle. Bei den **motorischen Jackson-Anfällen** kommt es zu tonisch-klonischen Verkrampfungen der Muskulatur in dem betroffenen Körperbereich, bei den **sensiblen Jackson-Anfällen** stehen Taubheitsgefühl, Kribbeln oder abnorme Temperaturempfindungen im Vordergrund, die sich auf benachbarte Körperregionen ausbreiten. Das Bewußtsein ist immer erhalten. Ursächlich sind meistens organische Störungen wie z.B. Hirntumoren.

8.4.2. Adversivkrämpfe

Adversiv-Anfälle sind gekennzeichnet durch eine typische Wendung von Augapfel, Kopf und Rumpf zur dem Herd gegenüberliegenden Seite. Auch hier ist das Bewußtsein nicht gestört.

8.4.3. Psychomotorische Anfälle

Leitsymptom der psychomotorischen Anfälle sind **Bewußtseinstrübungen**, während derer der Patient oft Automatismen wie Schleck-, Schluck-, Kau- oder Schmatzbewegungen zeigt. Der Anfall beginnt typischerweise mit einer **Aura**, in der die Umwelt als eigenartig traumhaft verändert empfunden wird („komisches, entfremdetes Gefühl").

Ursache der psychomotorischen Anfälle sind meistens hypoxische oder traumatische Hirnschäden oder Tumoren im Temporallappenbereich des Gehirns.

8.5. Psychische Veränderungen beim Anfallsleiden

Viele Patienten, bei denen ein chronisches Anfallsleiden vorliegt, leiden unter einer chronischen **Wesensveränderung**. Es stehen dabei folgende Symptome im Vordergrund:

- geistige Verlangsamung
- leichte Reizbarkeit
- Neigung zu Perseverationen (Wiederholungen)
- Pedanterie und Selbstgerechtigkeit
- schwere Verstimmungen mit tagelanger Reizbarkeit und mürrischem Verhalten, in Einzelfällen Suizidgefahr
- Dämmerzustände mit verändertem Bewußtsein, besonders nach einem Anfall

Ein Krampfanfall kann entweder einmalig als Gelegenheitsanfall bzw. symptomatischer Krampfanfall oder aber im Rahmen einer Epilepsie auftreten.
Man unterscheidet generalisierte und fokale Anfälle. Bei den generalisierten Anfällen wird das ganze Gehirn von den unkontrollierten Nervenzellentladungen erfaßt, bei den fokalen Anfällen (Herdanfälle) sind nur bestimmte Bereiche des Gehirns betroffen.
Eine langbestehende Epilepsie führt häufig zu psychischen Wesensänderungen.

9 Degenerative Hirnerkrankungen

Als degenerative Hirnerkrankungen werden eine Reihe von Erkrankungen zusammengefaßt, bei denen es infolge eines zunehmenden Untergangs von Nervengewebe zu Funktionsstörungen des Gehirns kommt. Degenerative Veränderungen des Gehirns lassen sich in zwei Gruppen gliedern:

- **diffuse Hirnatrophien**: diffuser, nicht lokalisierter Untergang von Hirngewebe
- **Systematrophien**: Gewebsuntergang in anatomisch oder funktionell klar umschriebenen Bereichen

Während bei den diffusen Hirnatrophien der zunehmende dementielle Abbau und die **Persönlichkeitsveränderungen** im Vordergrund stehen, sind die Systematrophien durch spezielle **neurologische Störungen** gekennzeichnet.

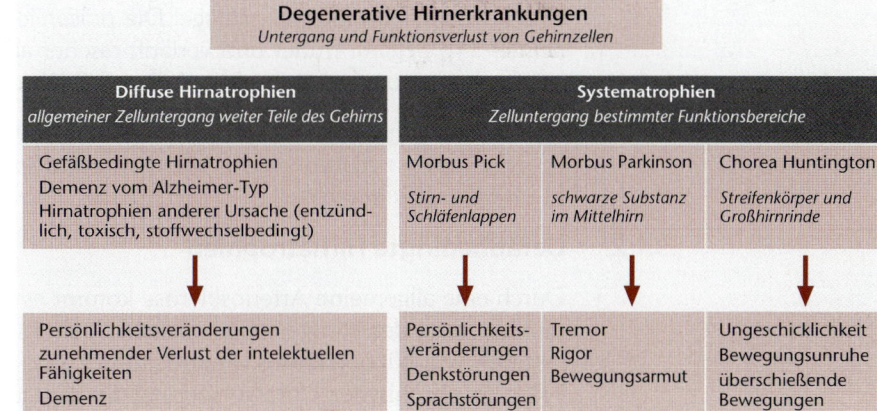

Abb. 39: Einteilung der degenerativen Hirnerkrankungen - bei den Systematrophien sind nur die klinisch wichtigsten aufgeführt

9.1. Diffuse Hirnatrophien

Diffuse Hirnatrophien beschränken sich nicht auf eine Funktionseinheit oder eine anatomisch klar umschriebene Struktur, sondern betreffen weite Teile des Gehirns. Die Hirnatrophie ist hierbei fortschreitend (progredient) und von einem zunehmendem Verlust der intellektuellen Fähigkeiten begleitet (**Demenz**). Man unterscheidet:

- Demenz vom Alzheimer-Typ (**Morbus Alzheimer**)
- vaskulär bedingte Hirnatrophie

9.1.1. Alzheimer-Demenz

Bei der Alzheimer-Krankheit wird eine **präsenile** von einer **senilen** Form unterschieden. Der M. Alzheimer im engeren Sinne (präsenile Demenz) beginnt meist um das 50. Lebensjahr, die senile Demenz manifestiert sich erst ab dem 65. Lebensjahr. Eine klinische Trennung der beiden Formen ist nur schwer möglich. Der M. Alzheimer ist für die Hälfte aller Demenzformen verantwortlich.

Ursache:

Die Ursache des M. Alzheimer ist bis heute unbekannt. Durch Ablagerungen von sog. senilen Plaques, Veränderungen der Gefäßwand und die Ausbildung von pathologischen Neurofibrillen kommt es zu Zellnekrosen und zu einer zunehmenden **Schrumpfung des Hirngewebes**.

Klinik:

Langsam, aber stetig, führen die pathologisch-anatomisch nachweisbaren Atrophien zu den folgenden Symptomen:

- Konzentrationsschwäche, Schwindel
- Verlust der Merkfähigkeit
- Wortfindungsstörungen
- verwaschene Sprache
- Orientierungsstörungen
- Einengung der Interessen
- Verarmung der Affektivität

Die Persönlichkeit bleibt relativ lange erhalten, so daß es schwierig ist, die Diagnose zu Beginn der Erkrankung zu stellen. Die Patienten sind anfangs häufig noch in der Lage, die Defizite zu überspielen. Auffallend ist meist ein zunehmender Interessenverlust und eine zunehmende Isolation. Im Endstadium der Erkrankung werden die Patienten dann bettlägerig und sind zu keiner weiteren Kommunikation fähig.

Therapie:

Eine Therapie ist bisher nicht bekannt. Die Maßnahmen beschränken sich auf eine entsprechend intensive Pflege. Die präsenile Form der Demenz vom Alzheimer-Typ beginnt früher und verläuft rascher als die senile Form. Der Krankheitsverlauf erstreckt sich im Mittel über 6-8 Jahre.

■ *Die Alzheimer Krankheit beginnt um das 50. Lebensjahr und führt durch eine diffuse Hirnatrophie zu einem zunehmendem Abbau der intellektuellen Fähigkeiten.*

9.1.2. Gefäßbedingte Hirnatrophien

Durch eine allgemeine Arteriosklerose kommt es zu einer chronischen Mangeldurchblutung des Hirngewebes. Ursächlich sind meistens die typischen Risikofaktoren wie Nikotinabusus, Bluthochdruck und Fettstoffwechselstörungen. In Folge der chronischen Unterversorgung des Hirngewebes kommt es zu kleinsten Einblutungen, Erweichungsherden und Gewebsuntergängen, was dann auch als **Multiinfarktdemenz** bezeichnet wird.

Klinik:

Das klinische Bild entwickelt sich schleichend und schubweise. Anfänglich finden sich:

- Schwindel, Kopfschmerzen
- Müdigkeit, Konzentrationsstörungen
- Verstimmtheit

Mit zunehmendem Krankheitsverlauf kommt es zu:

- Verwirrtheit
- Nesteln
- Persönlichkeitsveränderungen
- planloses Handeln
- Demenz

Der Nachweis der Durchblutungsstörungen erfolgt mittels Doppler-Sonographie, CT und MRT.

Therapie:

Medikamentöse Verbesserung der Hirndurchblutung durch:

- ASS®
- Nootropika (Tebonin®)

Insgesamt ist der Erfolg der Therapie sehr eingeschränkt. Signifikante Verbesserungen der Situation können nur selten erreicht werden. Im Vordergrund steht daher immer eine Ausschaltung der Risikofaktoren.

9.2. Systematrophien

Systematrophien sind gekennzeichnet durch den Nervenzelluntergang ganz bestimmter **Funktionsbereiche** des Gehirns. Sie betreffen vor allem die Großhirnrinde und die Basalganglien. Zu den Systematrophien gehören:

- Morbus Pick
- Morbus Parkinson
- Chorea Huntington
- Friedreische Ataxie
- Amyotrophe Lateralsklerose
- Spinale Muskelatrophie

9.2.1. Morbus Pick

Beim Morbus Pick handelt es sich um eine gelegentlich familiär gehäuft auftretende Systematrophie der **Großhirnrinde**. Der Zellschwund betrifft hauptsächlich den Stirn- und Schläfenlappen. Die Erkrankung beginnt um das 50. Lebensjahr und dauert zwischen 6 und 10 Jahren.

Klinik:

- langsam fortschreitende Persönlichkeitsveränderungen
- zunehmender Verlust der Merkfähigkeit
- Intelligenzverarmung
- Denkstörungen
- Wortfindungsstörungen

Die Diagnose wird durch die im CT sichtbaren, charakteristischen Atrophieherde gestellt.

Therapie:

Eine Therapie ist nicht bekannt. Die Patienten sterben häufig an begleitenden Infekten.

9.2.2. Morbus Parkinson

Bei der Parkinson'schen Krankheit (**Schüttellähmung**) kommt es durch einen Zelluntergang in der schwarzen Substanz (Substanzia nigra) zu einem Mangel an der natürlichen Überträgersubstanz Dopamin. Daraus resultiert ein Übergewicht des normalerweise gegensinnig wirkenden Acetylcholins mit entsprechender Symptomatik.

Ursachen:

Der eigentliche **M. Parkinson**, an dem ca. 1 % der Bevölkerung erkranken, kann idiopathisch oder familiär gehäuft auftreten. Ein symptomatisches **Parkinson-Syndrom** mit gleichen Symptomen kann aber auch als Folge anderer Grunderkrankungen oder Störungen auftreten:

- bei schwerer Arteriosklerose
- nach Enzephalitis
- nach Schädel-Hirn-Trauma
- durch Medikamentenüberdosierungen (Neuroleptika, Reserpin)
- bei Vergiftungen (Blei, Quecksilber)
- bei Hirntumoren

Klinik:

Die zumeist zwischen dem 40. und 60. Lebensjahr beginnende Parkinson-Erkrankung zeigt folgende Leitsymptome:

- **Rigor**: erhöhte Muskelsteifigkeit mit ruckartigem Widerstand (Zahnradphänomen)
- **Tremor**: rhythmisches, feinschlägiges Muskelzittern (Ruhetremor)
- **Akinese**: hochgradige Bewegungsarmut mit maskenartigem, ausdruckslosem Gesichtsausdruck und kleinschrittigem, unsicheren Gang

Der typische Parkinson-Kranke geht mit kleinen, unsicheren Schritten, ohne Gestik und Mimik (sog. Salbengesicht) mit zitternden Händen umher. Zusätzlich kommt es zu:

- Verlangsamung aller psychischen und seelischen Funktionen (**Bradyphrenie**)
- reduzierter Konzentrationsfähigkeit
- vegetativen Störungen (Schwitzen, vermehrter Speichelfluß)

Die Diagnose kann meistens durch die typische Befundkonstellation gestellt werden.

■ *Leitsymptome der Parkinson'schen Krankheit sind Rigor, Tremor und Akinese.*

Therapie:

Die medikamentöse Therapie soll das **Ungleichgewicht** zwischen Dopamin und Azetylcholin wiederherstellen. Sie setzt entweder am Acetylcholinüberschuß oder am Dopaminmangel an.

Die **Senkung der Azetylcholinkonzentration** erfolgt durch:

- Anticholinergika (z.B. Akineton®): Hemmung des überschüssigen Acetylcholins
- Amantadin (z.B. PK-Merz®): Hemmung der Freisetzung von Acetylcholin

Die **Erhöhung der Dopaminkonzentration** erfolgt durch:

- L-Dopa (Madopar®): Vorstufe des Dopamins, die im Gehirn zum wirksamen Dopamin umgewandelt wird
- Dopaminagonisten (z.B. Pravidel®): besetzen die Dopaminrezeptoren und wirken dadurch gleich
- MAO-Hemmer (Movergan®): hemmen den Abbau von Dopamin

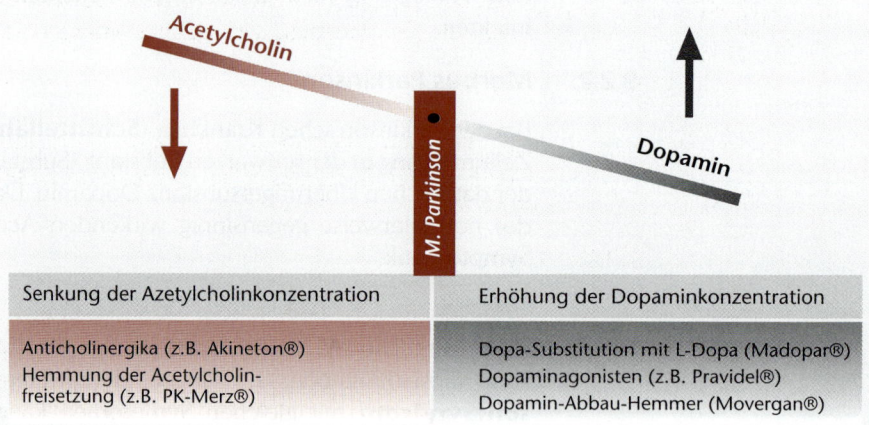

Abb. 40:
Prinzip der medikamentösen
Therapie des M. Parkinson

Darüber hinaus vermag intensive **Krankengymnastik** das Krankheitsbild zu verbessern. Die Patienten können sich zudem an die zahlreichen Selbsthilfegruppen wenden.

Prognose:

Durch eine entsprechende Therapie können die Krankheitssymptome erheblich gebessert werden. Trotzdem führt ein M. Parkinson häufig zur Invalidität.

9.2.3. Chorea Huntington

Bei der Chorea Huntington kommt es zu einer Zellatrophie im Streifenkörper und der Großhirnrinde. Die Erkrankung ist autosomal-dominant vererbbar und hat eine Ausbruchswahrscheinlichkeit (Penetranz) von ca. 50%. Da sich die ersten Symptome zumeist erst im 4. Lebensjahrzehnt nach einer evtl. Fortpflanzung zeigen, ist eine **genetische Familienberatung** bei familiärer Belastung dringend erforderlich.

Klinik:

Die auch als **Veitstanz** bezeichnete Erkrankung ist durch auffällige hyperkinetische **Bewegungsstörungen** gekennzeichnet:

- anfangs Ungeschicklichkeit
- ständige Bewegungsunruhe
- blitzartig einsetzende, überschießende Bewegungen der Arme und Beine
- Sprachstörungen
- ständige Kau- und Schluckbewegungen
- zunehmende Demenz
- schwere Persönlichkeitsveränderungen mit erhöhter Reizbarkeit
- schließlich schwerer körperlicher Verfall

■ *Leitsymptom der Chorea Huntington sind die blitzartig einsetzenden, überschießenden Bewegungen und die ständige Bewegungsunruhe.*

Das Leiden führt nach etwa 10-15 Jahren schweren Siechtums mit zunehmendem körperlichen und geistigen Verfall zum Tode. Eine effektive Therapie ist nicht bekannt, die hyperkinetischen Bewegungsstörungen können durch Neuroleptika (Haldol®) behandelt werden.

Als **Chorea minor** wird eine meist im Schulalter und bevorzugt bei Mädchen auftretende Erkrankung bezeichnet, die der Chorea Huntington ähnelt. Ursache sind hier häufig entzündliche Erkrankungen wie z.B. ein rheumatisches Fieber. Nach Behandlung und Ausheilung der Grunderkrankung bilden sich die Symptome vollständig zurück.

9.2.4. Athetosen

Athetosen sind unwillkürlich und unregelmäßig ablaufende, langsam schraubende und drehende Bewegungen der Extremitäten. Sie sind meistens Folge einer frühkindlichen Hirnschädigung, eine wirksame Therapie ist nicht bekannt.

9.2.5. Ballismus

Beim Ballismus handelt es sich um plötzlich einschießende, abrupte Schleuderbewegungen der Extremitäten. Ursache sind auch hier Mangeldurchblutungen bestimmter Hirnbereiche.

9.2.6. Dystonien

Dystonien sind unwillkürliche, tonische Kontraktionen einzelner Muskelgruppen. Ursache sind meistens Schädigungen der Basalganglien. Dystonien können aber auch durch Überdosierungen bestimmter Medikamente wie z.B. Metclopramid (Paspertin®) auftreten (**Akutdyskinesien**).

Klinik:

Die klinischen Symptome sind abhängig von der betroffenen Muskelgruppe. Häufig sind Schluckstörungen (Schlund und Rachenmuskulatur), ein Schiefhals oder auch Drehbewegungen des gesamten Rumpfes.

Therapie:

- Anticholinergika (Akineton®)
- Neuroleptika (Haldol®)
- Injektion von Botulinustoxin in den betroffenen Muskel

9.2.7. Tics

Unter Tics versteht man blitzartig auftretende, unwillkürliche und stereotypische Bewegungen. In den meisten Fällen treten Tics bei Kindern als Folge einer psychischen Belastungssituation auf (z.B. Blinzeltic, Schnüffeltic). Sie verlieren sich in der Regel in der Pubertät von selbst.

Bei dem seltenen **Gilles de la Tourette-Syndrom**, das durch zusätzliche psychische Veränderungen gekennzeichnet ist, liegt eine organische Ursache zugrunde.

9.2.8. Friedreiche Ataxie

Bei der Friedreich'schen Ataxie kommt es zur Degeneration von Hinterwurzeln und Hintersträngen des Rückenmarks und des Kleinhirns. Die Erkrankung wird rezessiv vererbt und beginnt vor der Pubertät.

Klinik:

• Gefühlsstörungen, Gangunsicherheit
• Intentionstremor
• verwackelte Handschrift
• pathologische Reflexe
• anormaler Muskeltonus mit Skelettdeformitäten (**Friedreich-Fuß**)
• zunehmende Demenz

Eine Therapie ist nicht möglich, die Patienten sind meistens bereits früh pflegebedürftig.

9.3. Genetisch bedingte Hirnstoffwechselerkrankungen

Störungen des Stoffwechsels sind meistens angeboren und vererblich. Die meisten dieser Krankheiten sind durch Einlagerungen der pathologischen oder übermäßig anfallenden Stoffwechselprodukte in das Hirn gekennzeichnet. Folge sind **geistige Entwicklungsstörungen** mit entsprechenden Symptomen.

Zu den Stoffwechselstörungen gehören:

• **Lipoidosen**: Fettstoffwechselstörungen mit intrazellulären Fettablagerungen (z.B. metachromatische Leukodystrophie)
• Störungen des **Aminosäurenstoffwechsels**: Anhäufung pathologischer Aminosäuren (z.B. Phenylketonurie)
• Störungen des **Kohlenhydratstoffwechsels:** Störungen der Zuckerverstoffwechselung (z.B. Galaktosämie)
• Störungen des **Kupferstoffwechsels:** Einlagerung von Kupfer in Leber und Gehirn (M. Wilson)

9.4. Degenerative Erkrankungen des Rückenmarks

9.4.1. Amyotrophe Lateralsklerose (ALS)

Die amyotrophische Lateralsklerose ist die häufigste degenerative Erkrankung des Rückenmarks und die **häufigste Systematrophie** des Nervensystems überhaupt. Betroffen sind Pyramidenbahn, Vorderhornzellen sowie die motorische Großhirnrinde. Die Erkrankung beginnt gewöhnlich im 40.-60. Lebensjahr und betrifft etwa 3-5 von 100.000 Menschen. Die Ursache ist unbekannt, in etwa 5% der Fälle liegt eine familiäre Häufung vor.

Klinik:

Leitsymptom der ALS sind Störungen der Muskelkontraktionen:
• Atrophie der kleinen Handmuskeln (häufig Erstsymptom)
• Schluckstörungen
• Fibrillieren der Zunge
• zunehmend schlaffe und spastische Lähmungen

■ *Bei der ALS kommt es nicht zu Sensibilitätsstörungen.*

Therapie:

• Krankengymnastik
• symptomatische Medikation zur Lockerung der Spastik (Benzodiazepine)

9.4.2. Spinale Muskelatrophie

Bei der spinalen Muskelatrophie sind die motorischen Vorderhörner des Rükkenmarks befallen.

Klinik:

- motorische Lähmungen

- Atrophie der Muskulatur (vor allem Daumenballen)

Der Verlauf der progressiven spinalen Muskelatrophie ist chronisch progredient (unaufhaltsam) und kann, entsprechend dem Stadium, nur symptomatisch behandelt werden. Die kindliche Form der Erkrankung betrifft vor allem den Bekkengürtel.

Spastische Spinalparalyse

Hierbei kommt es zur Degeneration zentraler motorischer Nervenleitbahnen mit zunehmender Schwäche in den Beinen. Die Erkrankung ist selten und meist erblich bedingt

9.5. Durchgangssyndrom

Durchgangssyndrome sind geistige Störungen, die **reversibel** sind und **ohne Bewußtseinsstörung** ablaufen. Sie dauern Stunden bis höchstens Tage und treten häufig bei der Rückbildung pathologischer Zustandsbilder auf. Häufig findet man Durchgangssyndrome auf der Intensivstation als postoperative Psychose nach größeren Operationen.

Klinik:

- Konzentrationsschwächen

- Gefühlsverarmung

- Gedächtnisschwund

- Stimmungslabilität

- Halluzinationen

- Verlangsamung geistiger Abläufe

Therapie postoperativer Durchgangssyndrome:

- Neuroleptika (z.B. Haldol®)

- Bilanzierung des Wasser- und Elektrolyt-Haushalts

Als degenerative Hirnerkrankungen werden eine Reihe von Erkrankungen zusammengefaßt, bei denen es infolge eines zunehmenden Untergangs von Nervengewebe zu Funktionsstörungen des Gehirns kommt. Degenerative Veränderungen des Gehirns lassen sich in diffuse Hirnatrophien und Systematrophien einteilen. Bei den diffusen Hirnatrophien mit einem nicht lokalisierten Untergang von Hirngewebe steht der zunehmende dementielle Abbau und die Persönlichkeitsveränderungen im Vordergrund. Systematrophien mit einem Gewebsuntergang in anatomisch oder funktionell klar umschriebenen Bereichen sind durch spezielle neurologische Störungen gekennzeichnet.
Typisches Beispiel einer diffusen Hirnatrophie ist die Alzheimer-Krankheit, eine typische Systematrophie ist z.B. der Morbus Parkinson.

Kopfschmerzerkrankungen

Kopfschmerzen gehören zu den häufigsten Befindlichkeitsstörungen des Menschen. Mindestens 10% der Bevölkerung leiden mehr oder minder häufig unter Kopfschmerzen.

Der Kopfschmerz wird dabei sehr unterschiedlich beschrieben und kann diffus oder lokalisiert, dumpf oder klopfend, anfallsartig oder andauernd auftreten. Die möglichen Ursachen der Kopfschmerzen sind ebenso vielfältig wie ihr Erscheinungsbild. In den meisten Fällen handelt es sich um eine reine Befindlichkeitsstörung, die z.B. auf einen Wetterumschwung, körperliche Überforderungen, psychische Belastungen, Schlafentzug oder den übermäßigen Genuß von Alkohol oder Zigaretten zurückzuführen ist.

Es können aber auch schwerwiegende organische Ursachen wie z.B. Blutungen, Tumoren, Entzündungen oder eine Sinusthrombose hinter den Kopfschmerzen stehen. In diesem Kapitel sollen vor allem die klinisch wichtigen anfallsartigen Kopfschmerzerkrankungen besprochen werden.

10.1. Migräne

Die Migräne ist ein **anfallsartiger**, **halbseitiger** Kopfschmerz, der auch von weiteren neurologischen Störungen begleitet werden kann (Migräne accompagneé). Etwa 5% der Bevölkerung leiden unter Migräne, Frauen sind häufiger betroffen als Männer.

Ursachen:

Der Entstehung der Migräne liegen genetische, biochemische, psychische und vaskuläre Faktoren zugrunde. Die wesentliche Rolle scheinen dabei **serotoninvermittelte** Änderungen der Gefäßweite zu spielen:

- Kontraktion der Hirnarterien mit teilweiser Unterversorgung von Hirnarealen
- dann Erweiterung der Hirnarterien mit Entwicklung von Kopfschmerzen

Bestimmte Faktoren können einen akuten Migräneanfall auslösen:

- psychische Belastung
- Wetterlage
- übermäßige Zufuhr von Genußmitteln, Schlafenzug

Klinik:

Ein Migräneanfall entwickelt sich innerhalb kurzer Zeit (oft morgens) und hält mehrere Stunden bis max. 2 Tage an. Es kommt zu folgenden Symptomen:

- **einseitiger Kopfschmerz**, der sich bei körperlicher Aktivität verstärkt (Leitsymptom)
- häufig begleitend Übelkeit und Erbrechen, Überempfindlichkeit auf Geräusche und Licht, erhöhte Reizbarkeit

Einzelne Migräneanfälle können mit einer sog. **Aura**, einem Komplex neurologischer Störungen wie Sensibilitätsstörungen, Mißempfindungen und auch Lähmungen einhergehen. Die neurologischen Störungen bilden sich nach Abklingen des Migräneanfalls wieder komplett zurück.

■ *Leitsymptom der Migräne ist der anfallsartige, einseitige Kopfschmerz.*

Therapie im akuten Anfall:

- Ruhe und abgedunkelter Raum
- Analgetika wie ASS oder Paracetamol (Aspirin®, Ben-U-Ron®)
- Antiemetika wie Metclopramid (Paspertin®)
- Ergotamin zur Gefäßengstellung (Cafergot®)
- evtl. Koffein

Prophylaktische Maßnahmen im anfallsfreien Intervall:

- ausgeglichene Lebensführung (Streßabbau, Alkohol- und Nikotin-Karenz)
- autogenes Training
- Akupunktur
- medikamentöse Prophylaxe mit Beta-Blocker (Dociton®), Serotonin Antagonist (Deseril retard®) oder einem Antidepressivum (z.B. Saroten®)

10.2. Spannungskopfschmerz

Spannungskopfschmerzen treten im Unterschied zur Migräne nicht anfallsartig und immer ohne neurologische Symptome auf. Sie können akut und chronisch auftreten und werden meistens durch **psychische Belastungen** ausgelöst. Ursächlich können wie bei der Migräne Weitstellungen der Hirngefäße oder auch Verspannungen der Kopfmuskulatur sein. Im Gegensatz zur Migräne tritt der Kopfschmerz meist **beidseitig** auf. In schweren Fällen sollten die Patienten sich einer Psychotherapie unterziehen.

10.3. Bing-Horton-Kopfschmerz (Cluster Headache)

Beim Bing-Horton-Syndrom kommt es zu anfallsartigen, **streng einseitig** auftretenden Kopfschmerzanfällen, die oft nur Minuten dauern. Betroffen sind vor allem jüngere Männer. Die Ursache ist unbekannt, auslösend können Alkohol- oder Nikotingenuß wirken.

Klinik:

Die Kopfschmerzattacken treten attackenartig schnell und ohne Vorboten, häufig aus dem Schlaf mit folgenden Symptomen auf:

- streng einseitiger, bohrender, brennender Schmerz im Bereich der Schläfen-Augen-Region
- Tränenfluß und Rötung des Auges (evtl. mit Rötung der Gesichtshälfte)
- in einzelnen Fällen Horner-Syndrom: Miosis (Engstellung der Pupille), Ptosis (herabhängendes Augenlid) und Enophtalmus (Einsinken des Augapfels)

Therapie:

- hochdosierte Sauerstoffgabe und Ergotaminpräparate im akuten Anfall
- Kalziumantagonisten wie Verapamil (Isoptin®) zur Anfallsprophylaxe

10.4. Trigeminus-Neuralgie

Bei der Trigeminusneuralgie handelt es sich um blitzartig einschießende, nur wenige Sekunden dauernde, einseitige, heftigste Schmerzattacken im Bereich der Trigeminusäste. Frauen sind häufiger betroffen als Männer.

Ursache:

Auslösend für eine Schmerz-Attacke bei der Trigeminus-Neuralgie sind bestimmte **Trigger-Reize** wie Berührung, Kälte oder auch Kaubewegungen, die an den entsprechenden sensiblen Versorgungsbereichen des Trigeminus zur Auslösung der Neuralgie führen.

■ *Eine Schmerzattacke bei der Trigeminus-Neuralgie wird häufig durch sog. Trigger-Reize wie Kälte oder Berührung ausgelöst.*

Klinik:

- brennender, blitzartig einsetzender Schmerz im Versorgungsgebiet des N. trigeminus, meistens des 2. und 3. Astes (Wange, Oberlippe, Kinn)
- Verkrampfungen der Gesichtsmuskulatur
- bis zu mehreren hundert Attacken an einem Tag
- evtl. begleitende vegetative Erscheinungen (Tränenfluß)

Therapie:

*   Analgetika
*   Antidepressiva

10.5. Arteriitis temporalis

Bei der Arteriitis temporalis handelt es sich um eine autoimmunpathologische Gefäßveränderung der Schläfenarterie, die zu migräneartigen Kopfschmerzen im Bereich der Schläfe führt. Kennzeichnend ist eine druckempfindliche, hart-verdickte Schläfenarterie. Die Behandlung mit Kortikoiden muß unverzüglich erfolgen, da es sonst zu Erblindung kommen kann.

> Kopfschmerzen gehören zu den häufigsten Symptomen überhaupt. Sie können Folge einer schwerwiegenden Grunderkrankung des Gehirns wie z.B. eines Tumors sein. Häufiger sind sie allerdings als Befindlichkeitsstörungen zu werten, die sehr quälend, aber nicht bedrohlich sind.
> Die häufigste Kopfschmerzerkrankung ist die Migräne, die durch anfallsartige, halbseitige Kopfschmerzen charakterisiert ist.

11 Erkrankungen des Rückenmarks

Da das Rückenmark mit dem Gehirn eine funktionelle Einheit bildet, sind die Erkrankungsbilder nicht immer pragmatisch zu trennen. Trotzdem gibt es eine Reihe spezieller Krankheitssyndrome, die überwiegend das Rückenmark betreffen und dort zu charakteristischen Symptomen führen.

11.1. Querschnittsyndrom

Da das im Spinalkanal gelegene Rückenmark praktisch alle motorischen, sensiblen und vegetativen Informationen sowohl vom Gehirn zur Peripherie als auch in umgekehrter Richtung leitet, hat jede Schädigung des Rückenmarks Störungen der **Motorik** und/oder der **Sensibilität** zur Folge. Da jedem Bereich im Rückenmark genau definierte Versorgungszonen der Körperperipherie zugeordnet sind, kann man von der Lokalisation und Art der Beschwerden auf Höhe und Ausdehnung des Rückenmarkschadens schließen.

Durch die Unterbrechung der Nervenbahnen kommt es zur fortschreitenden motorischen und sensiblen Lähmung der Extremitäten bis hin zur kompletten **Querschnittslähmung**. Dabei kann es auch zu massiven Störungen der vegetativen Funktionen kommen.

Ursachen:

- traumatische Schädigungen (Wirbelkörperfrakturen, Quetschungen)
- Bandscheibenvorfälle
- Neurinome, Meningeome
- Metastasen
- Gefäßtumoren
- Tuberkulose
- Gliome

Raumfordernde Prozesse des Rückenmarks sind entweder **intramedullär** (im Rückenmark selbst) oder **extramedullär** (außerhalb des Rückenmarks) lokalisiert. Ca. 15% der Störungen liegen intra-, 85% extramedullär, wobei die Symptomatik durch den Druck auf das Rückenmark gleich ist.

Klinik:

Bei inkompletter Schädigung des Rückenmarks treten die Störungen in Abhängigkeit der betroffenen Strukturen auf. Im Vordergrund stehen motorische und sensible Störungen unterhalb des Schädigungsbereiches. Bei einer kompletten Querschnittslähmung mit Schädigung aller Rückenmarksbereiche kommt es zu:

- **Ausfall von Motorik und Sensibilität** unterhalb der Schädigungsstelle (Leitsymptom)
- bei Schädigungen im oberen Brust- und Halswirbelbereich (**hoher Querschnitt**) erhebliche Atemstörungen mit der Notwendigkeit der künstlichen Beatmung
- Ausfall von vegetativen Funktionen (Störungen der Gefäßregulation, Blasenfunktionsstörungen, Wärmeregulationsstörungen, Darmfunktionsstörungen)

Vor allem bei akutem Beginn eines Querschnittsyndroms (Unfall) kann es zu massiven, lebensbedrohlichen Störungen der Gefäßregulation mit Blutdruckabfall, Herzfrequenzabfall und Elektrolytverschiebungen kommen. Die Lähmungen sind zu Beginn eines akuten Querschnittsyndroms meist schlaff, erst im späteren Verlauf entwickelt sich eine Spastik.

■ *Leitsymptom des Querschnittsyndroms sind motorische und sensible Störungen unterhalb der Schädigungsstelle.*

Therapie:

Die Therapie richtet sich nach dem jeweiligen Grundleiden:
- Tumoren: chirurgische Behandlung, Chemotherapie, Bestrahlung
- Bandscheibenvorfälle: operatives Abtragen des vorgefallenen Materials (sog. Sequesterotomie)
- Tbc: Medikamente, chirurgische Maßnahmen

Bei nicht operablen und behandelbaren Querschnittslähmungen steht die pflegerische Betreuung der Patienten im Vordergrund:
- Dauerkatheter, evtl. Blasentraining (Klopfentleerung)
- Prophylaxe und Therapie von Dekubitalgeschwüren
- Krankengymnastik zur Verhinderung von Kontrakturen
- aufbauende Trainingsbehandlung und soziale Reintegration

11.1.1. Akutes Kaudasyndrom

Das akute Kaudasyndrom ist eine Sonderform des Querschnittsyndroms. Im distalen Bereich der Wirbelsäule verlassen die Nervenfasern der Cauda equina das Rückenmark. Kommt es hier zu einer Schädigung oder Kompression, so bildet sich das Kaudasyndrom mit einer charakteristischen Symptomatik aus.

Ursachen:

- Bandscheibenprolaps
- Metastasen
- Trauma

Klinik:

- Blasen- und Mastdarm-Entleerungsstörungen (**Inkontinenz**)
- reithosenartige Gefühlsstörung an den Innenseiten der Oberschenkel, Damm und Anus (**Reithosenanästhesie**)
- Schmerzen und schlaffe Lähmung in den Beinen

Therapie:

- sofortige operative Behandlung der Ursache (neurochirurgischer Notfall)

■ *Reithosenanästhesie, Blasen- und Mastdarmstörung sowie Lähmung beider Beine sind typisch für ein Kaudasyndrom.*

11.2. Bandscheibenvorfall

Die Bandscheibe besteht aus einem innenliegenden Gallertkern (Nucleus pulposus) und einem darumliegenden faserartigen Ring (Anulus fibrosus). Rißbildungen oder Degeneration des Faserringes führen zum Austreten von Bandscheibengewebe, das dann in Abhängigkeit von der Richtung auf die Fasern des Rückenmarks oder den Spinalnerven drückt (medialer und lateraler Bandscheibenvorfall). Von einem Bandscheibenvorfall sind zu 90% die Segmente L4/L5 und L5/S1 betroffen, auslösend können ständige Fehlbelastungen der Wirbelsäule sein.

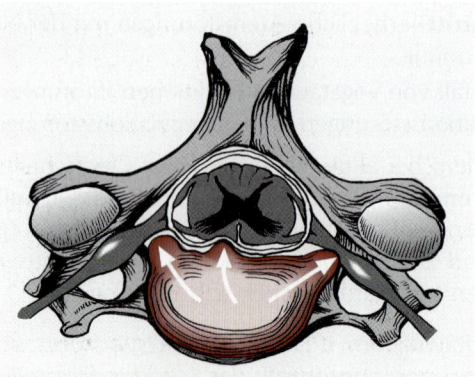

Abb. 41: Bandscheibenvorfall - hier ein medialer und zwei laterale Vorfälle

Je nach Ausmaß des Vorfalles unterscheidet man eine **Protrusion**, bei der es nur zu einer Vorwölbung des Kernes kommt, und einen **Prolaps**, bei dem der gesamte Kern vorfällt. Bei einer **Sequester** löst sich ein abgestorbener Teil Bandscheibengewebes und drückt auf die umgebenden Strukturen. Der am häufigsten auftretende, seitliche Bandscheibenvorfall drückt auf eine der beidseits abgehenden Nervenwurzeln der Spinalnerven.

■ *Am häufigsten findet sich ein Bandscheibenvorfall im Bereich L4/L5 oder L5/S1.*

Klinik:

- starke Schmerzen im Bereich der Lendenwirbelsäule (**Lumbago**) mit Schonhaltung
- ziehende Schmerzen in den unteren Extremitäten (**Ischialgien**)
- Ausfälle von Sensibilität, Muskelkraft und Reflexen entsprechend der betroffenen Nervenwurzel
- Ausweichhaltung der WS ohne Drehung der Wirbelkörper
- paravertebraler Muskelhartspann
- Schmerzverstärkung durch Husten und Pressen
- Lasègue-Zeichen (starke Rückenschmerzen bei Beugung des gestreckten Beines im Hüftgelenk)

■ *Bei ausgeprägtem medialem Bandscheibenvorfall kann es zu einer Blasen-Mastdarmlähmung kommen.*

Die Diagnose wird gesichert durch CT und MRT. Die früher übliche Myelographie wird heute kaum noch durchgeführt.

Therapie:

Die Therapie des Bandscheibenvorfalls, vor allem der leichten Protrusion, sollte zunächst konservativ erfolgen. Erst bei fehlender Rückbildungstendenz und zunehmenden neurologischen Ausfällen muß das Bandscheibengewebe operativ entfernt werden.

Konservative Therapie

In der Akutphase erfolgen entlastende Maßnahmen:
- Bettruhe und Lagerung im **Stufenbett**, Krankengymnastik
- Nervenwurzelblockade durch Infiltrationen eines Lokalanästhetikums
- Analgetika, Antirheumatika (Voltaren®) und Muskelrelaxanzien
- Massage, Elektrotherapie, balneo-physikalische Anwendungen
- Gewichtsnormalisierung, Krankengymnastik

Chemonukleolyse

Dieses Verfahren kommt vor allem bei reinen Bandscheibenvorwölbungen (Protrusion) zum Einsatz. Gewebeauflösende Enzyme werden durch die Haut in den Bandscheibenraum appliziert und wirken dort lokal.

Lasernukleotomie

Verdampfung des Bandscheibengewebes mittels Laser, der über eine Sonde nach örtlicher Betäubung des Bezirkes eingeführt wird. Die Lasernukleotomie ist ein neues und schonendes Verfahren zur Behandlung des Bandscheibenvorfalls.

Operative Therapie

Bei therapieresistenten Beschwerden kann, bei zunehmenden neurologischen Ausfällen muß die Indikation zur Operation gestellt werden. Hierbei wird das vorgefallene Bandscheibengewebe entfernt. Vereinzelt kommt es nach einer Operation zu fortbestehenden Beschwerden. Sie entstehen durch Vernarbungen und Instabilität im operierten Segment (Postnukleotomie-Syndrom).

■ *Bandscheibenvorfall mit zunehmenden Lähmungserscheinungen: absolute und dringliche Indikation zur sofortigen Operation!*

11.3. Tumoren

Rückenmarkstumoren führen über die Raumforderung zu ähnlichen klinischen Symptomen wie Bandscheibenvorfälle oder andere raumfordernden Prozesse. Man teilt die spinalen Tumoren nach ihrer Lokalisation ein wie folgt:

- **intramedulläre** Tumoren: im Rückenmark direkt liegende Tumoren wie z.B. Ependymome und Astrozytome
- **juxtamedulläre** Tumoren: außerhalb des Markes, aber innerhalb der Dura liegende Tumoren wie z.B. Meningeome oder Neurofibrome
- **extradurale** Tumoren: außerhalb der Dura liegende Tumoren wie z.B. Karzinommetastasen

Die klinische Symptomatik hängt von der Ausdehnung und der Höhenlokalisation der Geschwülste ab. Im Vordergrund steht ein zunehmendes Querschnittssyndrom mit Empfindungsstörungen, Schmerzen und Paresen. Die Therapie besteht in einer möglichst vollständigen operativen Entfernung.

11.4. Rückenmarkstraumen

11.4.1. HWS-Schleudertrauma

Das Schleudertrauma ist die häufigste Verletzung der Halswirbelsäule. Bei Auffahrunfällen kommt es erst zu einer negativen und dann einer positiven Beschleunigung des Schädels. Dadurch wird die HWS erheblichen Kräften ausgesetzt, die zu Weichteilverletzungen im Halsbereich führen.

Das Schleudertrauma kann in verschiedene Schweregrade eingeteilt werden. Die Symptomatik reicht vom leichten Nacken- und Bewegungsschmerz bis hin zu heftigsten Schmerzen und völliger Haltlosigkeit des Kopfes. Bei leichten Schleudertraumen kann die Symptomatik noch nach mehreren Stunden auftreten. Die Therapie erfolgt durch Ruhigstellung mittels einer **Schanzschen Krawatte** für ca. 1 Woche. Eine Wärmeanwendung und die Gabe von Analgetika kann zusätzliche Entlastung bringen.

11.4.2. Traumatische Schäden des Rückenmarks

Wie bei den Hirnverletzungen lassen sich auch die Verletzungen des Rückenmarks in verschiedene Schweregrade einteilen:
- **Commotio spinalis** (Rückenmarkerschütterung)
- **Contusio spinalis** (Rückenmarkprellung)
- **Compressio spinalis** (Rückenmarkkompression)

Ursächlich sind meist ein Unfall oder Sturz mit direkter Verletzung oder Minderdurchblutung und/oder Drucksteigerung im Bereich des Rückenmarks durch eine **Ödembildung**. Entsprechend der Schädigung sind die Symptome nur flüchtig vorhanden oder aber bleiben, abhängig von der Lokalisation im Rückenmark, in unterschiedlich starkem Maße bestehen.

Klinik:

Je nach Ausprägung zeigen sich folgende Symptome, die sich bei der Commotio meist innerhalb weniger Stunden zurückbilden:
- Gefühlsstörungen an den Extremitäten
- Blasen- und Mastdarmstörungen
- schlaffe Lähmungen
- Reflexveränderungen

Therapie:

- Lagerung und Bettruhe
- gezielte Pflegemaßnahmen
- evtl. operative Therapie

Erkrankungen des peripheren Nervensystems

Das periphere Nervensystem beginnt mit der motorischen Vorderhornzelle, die sich in der grauen Substanz des Rückenmarks befindet. Der von der Großhirnrinde ausgehende elektrische Impuls verläßt hier das ZNS und wird über die Spinalnerven an die entsprechende Muskulatur weitergeleitet.

Bei Erkrankungen oder Schädigungen des peripheren Nervs unterscheidet man direkte Schäden einzelner Nerven und systemische Erkrankungen des peripheren Nervensystems.

12.1. Schädigungen einzelner Nerven

Die klinische Symptomatik bei peripheren Nervenverletzungen hängt vom Versorgungsgebiet des entsprechenden Nervs und vom Ausmaß der Schädigung ab. Die häufigsten und klinisch wichtigsten Schädigungen einzelner Nerven findet man an den Extremitäten.

Ursachen:

- traumatisch bedingte Schädigungen (Frakturen, Quetschungen, Zerrungen)
- Engpaßsyndrome wie z.B. Karpaltunnelsyndrom (Medianuslähmung durch chronischen Druck eines Bandes auf den Nerv)
- Verletzungen bei operativen Eingriffen (Lagerungsschäden, unbeabsichtigte Durchtrennungen)
- Schnittverletzungen
- unsachgemäße Injektionen (Ischiadicusverletzung bei i.m.-Injektion)

Klinik:

In Abhängigkeit des Versorgungsgebiets des Nerven kommt es zu Funktionsausfällen distal der Schädigung:
- **Lähmungen** einzelner Muskelgruppen
- **Sensibilitätsstörungen** in umschriebenen Bereichen

Die Diagnose erfolgt in der Regel bereits durch die charakteristische klinische Symptomkonstellation. Beweisend für eine Nervenschädigung ist dann eine Verlangsamung der **Nervenleitgeschwindigkeit (NLG)**.

■ *Die Diagnose einer peripheren Nervenschädigung wird durch elektrophysiologische Untersuchungen (EMG, Messung der NLG) gestellt.*

Grundlagen der Therapie:

- Elektrotherapie zur Nervenstimulation
- Krankengymnastik mit sachgerechter Lagerung
- operative Nervennaht (die Nervenenden wachsen zwar nicht wieder zusammen, der Nerv kann aber das periphere Stück als Leitschiene benutzen und nachwachsen)

12.1.1. Periphere Fazialisparese

Bei der Schädigung des VII. Hirnnerven (N. facialis) im peripheren Bereich kommt es zu einer schlaffen Lähmung aller vom N. facialis innervierter Muskelgruppen.

Ursachen:

- meistens ungeklärt (75% aller Fälle)
- entzündliche Erkrankungen (Viren, Bakterien)
- Felsenbeinfrakturen
- Tumoren

Klinik:

Es kommt zu einer halbseitigen schlaffen Lähmung der Gesichtsmuskulatur mit charakteristischen Befunden:

* herunterhängender Mundwinkel
* unvollständiger Lidschluß
* Unmöglichkeit des Stirnrunzelns

Zusätzlich kommt es zu vegetativen Symptomen wie Störungen des Geschmackempfindens und Änderungen der Tränen- und Speichelsekretion.

■ *Charakteristisches Symptom der Fazialisparese ist der herabhängende Mundwinkel.*

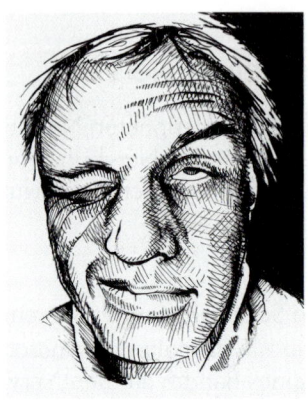

Abb. 42:
Charakteristisches Bild bei der peripheren Fazialisparese links-beim Versuch, die Augen zusammenzukneifen

Therapie:

* mimische Übungen
* Kortikoide (bei Enzündungen)
* Mundpflege, Augenverband zur Nacht
* Tränenersatzflüssigkeit bei unvollständigem Lidschluß (Gefahr der Austrocknung des Auges mit Hornhautulzeration)

12.1.2. Radialisparese

Der N. radialis kann in seinem gesamten Verlauf geschädigt werden. Häufigste Ursache einer Radialisschädigung sind Verletzungen durch Frakturen des Ober- und Unterarms, seltener sind Lagerungsschäden.

Klinik:

* **Fallhand** mit Störung der Hand- und Fingerstreckung
* Sensibilitätsstörungen im Bereich des Daumens, auf dem Handrücken und an den Fingern

■ *Leitsymptom der Radialisparese: Fallhand.*

12.1.3. Medianusparese

Der Medianus wird am häufigsten durch eine Einengung im Bereich des Handgelenkes geschädigt (**Karpaltunnelsyndrom**), seltener auch durch Frakturen des Oberarms.

Klinik:

* **Schwurhand** mit Störung der Beugung von Daumen und Zeigefinger
* Atrophie der Daumenballenmuskulatur
* Sensibilitätsstörungen im Bereich der radialen Handinnenfläche und eines Teils der Handrückenfläche im Bereich der Finger

■ *Leitsymptom der Medianusparese: Schwurhand.*

12.1.4. Ulnarisparese

Häufigste Ursache einer Ulnarisschädigung sind Verletzungen im Bereich des Ellenbogens, wo der Nerv relativ oberflächlich verläuft.

Klinik:

- **Krallenhand** mit Störung der Fingerbeugung im Grundgelenk und der Fingerstreckung im Mittel- und Endgelenk
- Sensibilitätsstörungen im Bereich der ulnaren Handinnenfläche und des ulnaren Teils des Handrückens

■ *Leitsymptom der Ulnarisparese: Krallenhand.*

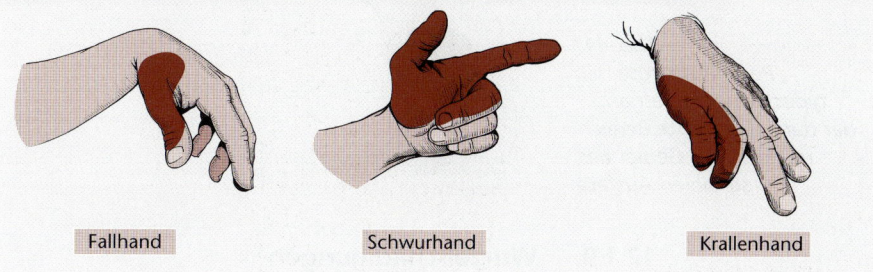

Abb. 43:
Paresen der Hand - der dunkel gefärbte Bereich markiert das Gebiet des sensiblen Ausfalls

Fallhand   Schwurhand   Krallenhand

12.1.5. Femoralisparese

Häufigste Ursache einer Schädigung des N. femoralis, der den großen vierköpfigen Oberschenkelmuskel (M. quadriceps) innerviert, sind Verletzungen im Rahmen von operativen Eingriffen.

Klinik:

- Ausfall des M. quadriceps mit Ausfall der Streckung im Kniegelenk
- Ausfall des M. iliopsoas mit Ausfall der Beugung im Hüftgelenk
- Sensibilitätsstörungen an der Vorderseite des Oberschenkels

Da die Beugung im Hüftgelenk und die Streckung im Kniegelenk durch andere Muskelgruppen teilweise kompensiert werden kann, kann die Funktion noch teilweise erhalten sein.

12.1.6. Ischiadicusparese

Der N. ischiadicus, der die Beuger des Oberschenkels innerviert, kann z.B. durch unsachgemäße intramuskuläre Injektionen oder Luxationen geschädigt werden. Es kommt zu Symptomen der Peronäus- und Tibialislähmung (Nerven, die aus dem Ischiadicus hervorgehen).

■ *Häufige Ursache einer Ischiadicusschädigung ist die unsachgemäße intramuskuläre Injektion.*

12.1.7. Tibialisparese

Zu einer Verletzung des N. tibialis kommt es meistens im Rahmen von komplexen Kniegelenkstraumen oder Tibiafrakturen.

Klinik:

- unmöglicher Zehenspitzenstand (Ausfall der Wadenmuskulatur)
- Sensibilitätsstörungen an Wade und Fußsohle

12.1.8. Peroneusparese

Häufigste Ursache einer Schädigung des N. peroneus ist eine **Druckschädigung** im Bereich des Wadenbeinköpfchens, an dem der Nerv relativ oberflächlich liegt (unsachgemäßer Gips, Lagerungsschaden).

Klinik:

- Fußheberschwäche mit **Steppergang** (Ausfall der vorderen Unterschenkelmuskeln)
- Sensibilitätsstörungen zwischen der 1. und 2. Zehe

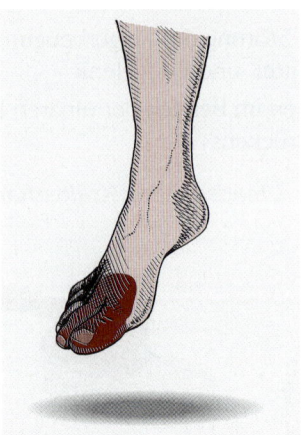

Abb. 44:
Peronäusparese mit
typischem Steppergang -
der dunkel gefärbte Bereich
markiert das Gebiet des
sensiblen Ausfalls

12.1.9. Wurzelschädigungen

Charakteristisch für die Schäden an der Nervenwurzel sind Symptome im entsprechenden **Dermatom** (sensibles Versorgungsgebiet eines Spinalnervs) der geschädigten Wurzel. Bei isolierter Schädigung der vorderen Wurzel erwartet man Ausfälle der Motorik, bei Schäden an den hinteren Wurzeln Sensibilitätsausfälle.

Ursachen:

- Traumata (Zerrungen, Ausrisse)
- Verschmälerung der Zwischenwirbellöcher
- Bandscheibenvorfälle
- Herpes zoster
- Tumoren und Metastasen

Klinik:

- Sensibilitätsstörungen
- Temperaturmißempfindungen
- Schmerzen
- Störungen der Motorik

■ *Bei einer Wurzelschädigung sind die Symptome auf das entsprechende vom Nerv versorgte Dermatom begrenzt.*

12.2. Polyneuropathie

Im Gegensatz zum Wurzelschaden und Schädigungen einzelner Nerven sind Polyneuropathien (poly = viele, neuropathie = Nervenerkrankung) nicht auf Dermatome oder einzelne Versorgungsgebiete beschränkt. Polyneuropathien sind **Systemerkrankungen** der peripheren Nerven und entstehen meist degenerativ oder entzündlich.

Ursachen:

- stoffwechselbedingt: Diabetes mellitus (häufigste Form)
- toxisch: Alkohol, Medikamente
- entzündlich: Gefäß- und Infektionskrankheiten
- degenerativ

■ *Häufigste Ursache einer Polyneuropathie ist der Diabetes mellitus.*

Klinik:

- strumpf- oder handschuhförmige **Sensibilitätsstörungen**

- schlaffe Lähmungen der distalen Extremitäten

- Mißempfindungen

- seltener vegetative Störungen (Blasen-Mastdarm-Störungen)

■ *Leitsymptom der Polyneuropathien sind die strumpfförmigen Sensibilitätsstörungen an den Extremitäten.*

Die Diagnose ergibt sich aus dem Beschwerdebild und den elektrophysiologischen Untersuchungen (EMG, Verminderung der Nervenleitgeschwindigkeit).

Therapie:

- Absetzen der Noxe (Alkohol, Medikamente)

- Einstellen der Stoffwechselkrankheit

- medikamentöse Therapie (Vit. B-Komplexe)

- Krankengymnastik

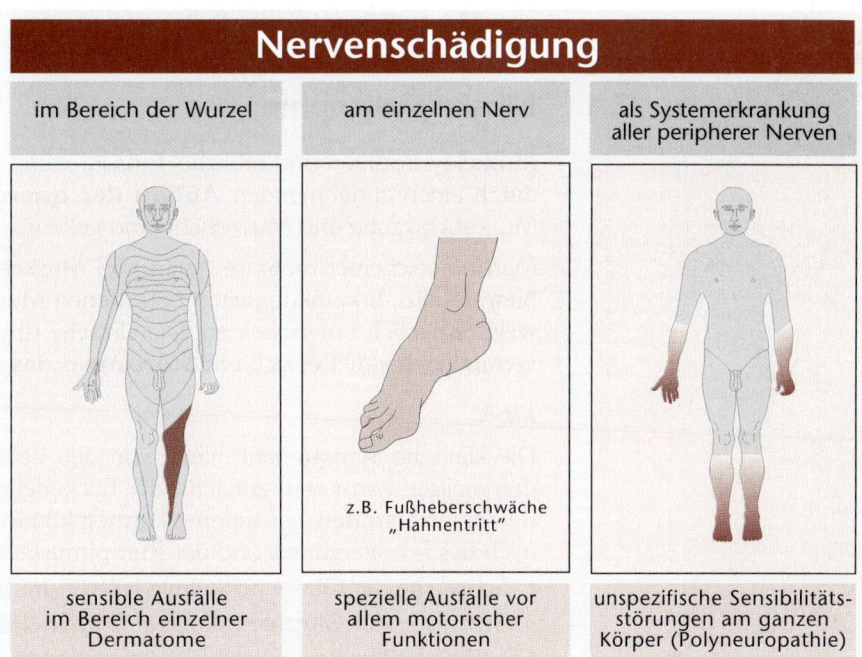

Nervenschädigung

im Bereich der Wurzel	am einzelnen Nerv	als Systemerkrankung aller peripherer Nerven
	z.B. Fußheberschwäche „Hahnentritt"	
sensible Ausfälle im Bereich einzelner Dermatome	spezielle Ausfälle vor allem motorischer Funktionen	unspezifische Sensibilitätsstörungen am ganzen Körper (Polyneuropathie)

Abb. 45:
Arten der peripheren
Nervenschädigung

12.3. Polyneuritis

Eine Entzündung der peripheren Nerven wird als Polyneuritis bezeichnet. Sie kann bei einer Reihe von Infektionskrankheiten, Kollagenosen und allergischen Erkrankungen auftreten. Die Behandlung erfolgt durch Therapie der Grunderkrankung.

Eine spezielle Form der Polyneuritis ist das **Guillain-Barré-Syndrom**, eine wahrscheinlich **autoimmunbedingte** Entzündung von Nerv und Nervenwurzel. Leitsymptom der Erkrankung sind symmetrische, aufsteigende Lähmungen der Extremitäten bis hin zur Atemlähmung. In schweren Fällen kann eine vorübergehende maschinelle Beatmung notwendig werden. Die Therapie erfolgt mit Immunglobulinen und Plasmapherese (Filtration der Antikörper), die Symptome bilden sich meistens innerhalb einiger Monate zurück.

13 Erkrankungen der Muskulatur

Krankhafte Veränderungen der Muskulatur können ihre Ursachen in Schäden des versorgenden Nerven (**neurogene** Muskelerkrankungen) oder direkte Erkrankungen der Muskulatur (**primäre** Muskelerkrankungen) haben. Muskelerkrankungen, die nicht als Folge einer Nervenschädigung entstehen, sondern deren Ursache im Muskel selbst liegt, nennt man **Myopathien**. Bei den Myopathien liegt meistens eine Störung des Muskelstoffwechsels vor.

Unabhängig von der auslösenden Ursache sind einige Symptome bei allen Myopathien gleich:

- schlaffe motorische **Lähmungen** (Muskelschwäche) ohne Sensibilitätsstörungen
- fortschreitender Muskelschwund
- abgeschwächte oder fehlende Eigenreflexe, keine pathologischen Reflexe
- meist symmetrischer Befall der Muskulatur
- evtl. familiäre Häufung

Die Diagnostik der Myopathien erfolgt mittels Anamnese, neurologischen Status, Laborbefunden und EMG. Zur letztendlichen Diagnosesicherung ist häufig eine **Muskelbiopsie** erforderlich.

13.1. Muskeldystrophie

Muskeldystrophien sind erbliche, fortschreitend verlaufende Erkrankungen, die durch einen zunehmenden **Abbau der quergestreiften Muskulatur** mit Muskelschwäche und Muskelschwund gekennzeichnet sind.

Man unterscheidet mehrere Arten von Muskeldystrophien, die sich in Vererbungsmodus, Erkrankungsalter, betroffenen Muskelgruppen und Prognose teilweise erheblich unterscheiden. Die Ursache ist noch nicht hinreichend geklärt, vermutlich handelt es sich um **Störungen des Muskelstoffwechsels**.

Klinik:

Die klinische Symptomatik hängt von den befallenen Muskelgruppen ab. Bei den meisten Formen ist zunächst der Beckengürtelbereich und die unteren Extremitäten betroffen, bei anderen Formen kommt es zu Muskelatrophien im Bereich des Schultergürtels und der Rumpfmuskulatur:

- Schwäche der Oberschenkelmuskulatur: mühsames Aufstehen
- Schwäche der Glutealmuskulatur: Watschelgang
- Schwäche der Bauch- und Rückenmuskulatur: Wespentaille, Hohlkreuz
- Schwäche der Schultermuskulatur: lose, hängende Schultern, vorstehende Schulterblätter
- Schwäche der Gesichtsmuskulatur: schlaffe Gesichtszüge

Insgesamt verlaufen die Beckengürtelformen schneller progredient als die Schultergürtelformen. Bekannteste und häufigste Form ist die **Duchenne-Muskeldystrophie**, die im 2.-3. Lebensjahr beginnt und meistens bereits vor dem 25. Lebensjahr zum Tode führt.

■ *Muskeldystrophien sind fortschreitende Erkrankungen, die mit einem Abbau der quergestreiften Muskulatur in bestimmten Bereichen einhergehen.*

Dignostik:

- EMG
- Muskelbiopsie
- Genanalyse (nur bei einigen Formen möglich)

Therapie:

Eine kausale Therapie der Muskeldystrophien ist nicht möglich. Konsequente **Krankengymnastik** und Kontrakturprophylaxe helfen, Komplikationen zu vermeiden.

13.2. Myotonie

Myotonien sind durch eine für mehrere Sekunden verzögerte Erschlaffungsphase des Muskels gekennzeichnet. Nach einem festen Händedruck schaffen es die Patienten z.B. nicht, die Hand schnell zu öffnen.

Ursache:

Die Ursache der wiederholten Depolarisationen ist unbekannt, vermutet wird eine Störung der Muskelfasermembran oder der motorischen Endplatte.

Klinik:

- verlängerte Muskelkontraktionen (Gefühl der Muskelsteifigkeit)
- Muskelhypertrophie

Im **EMG** sind die wiederholten Kontraktionen des Muskels sichtbar. Die **Myotonia congenita** ist eine dominant vererbbare Sonderform der Myotonie, die schon in frühester Jugend auftritt und im Laufe des Lebens bessert.

Therapie:

- Membranstabilisatoren
- Krankengymnastik

13.3. Myositis und Polymyositis

Myositiden sind entzündliche Muskelerkrankungen. Sie zeichnen sich durch eine Muskelschwäche bis hin zu Muskelatrophien aus. Auftreten können die Myositiden als eigenständige **Autoimmunerkrankung** (Polymyositis) oder im Rahmen von **Infektionen** (Bakterien, Viren, Parasiten), **Tumoren** oder Stoffwechselstörungen.

Bei der idiopathischen, autoimmunbedingten **Polymyositis**, die bevorzugt Frauen im 5. und 6. Lebensjahrzehnt betrifft, kommt es zur Bildung von Antikörper gegen das Muskelgewebe.

Klinik:

Die zunehmende **Muskelschwäche**, die sich von körpernah zu körperfern ausbreitet, führt zu charakteristischen Symptomen, die der Muskeldystrophie ähneln können:

- Schluckstörungen
- hängender Kopf
- schlaff hängende Schultern
- Schwäche der Beine
- im weiteren Verlauf evtl. Atemlähmung

Eine Muskelbiopsie und das EMG sichern die Diagnose.

Therapie:

- Kortikoide und Immunsuppressiva

13.4. Myasthenie

Myasthenien sind gekennzeichnet durch eine vorzeitige, nicht schmerzhafte **muskuläre Ermüdung**, besonders bei Belastung. Myasthenien können entweder symptomatisch (z.B. bei Polymyositis oder Bronchialkarzinom) oder als eigenständige Erkrankung entstehen.

13.4.1. Myasthenia gravis

Die Myasthenia gravis ist eine **autoimmunbedingte Myasthenie** mit Störung der neuromuskulären Übertragung. Es kommt zur Bildung von Autoantikörpern gegen die Azetylcholinrezeptoren im synaptischen Spalt. Folge ist eine gestörte und abgeschwächte Muskelkontraktion, da das Azetylcholin nicht am Rezeptor anlagern kann.

Klinik:

• abnorme, vorzeitige **Ermüdbarkeit der Willkürmuskulatur**, die sich anfangs in den Ruhepausen wieder erholt

• Frühsymptom: Augenmuskelbefall mit Doppelbildersehen und hängendem Oberlid (Ptosis)

• später Ermüdungserscheinungen der Muskeln der oberen Extremitäten und des Halses mit Schluckstörungen

• keine Sensibiliätsstörungen oder Schmerzen

Schließlich breitet sich die Muskelschwäche auf alle Muskelgruppen aus, unbehandelte Patienten werden derart kraftlos, daß es im Endstadium zum Tod durch Atemstillstand kommt.

■ *Leitsymptom der Myasthenie ist die zunehmende, schmerzlose Muskelschwäche unter Belastung.*

Diagnostik:

• klinisches Beschwerdebild

• EMG

• evtl. Antikörpernachweis im Serum

Therapie:

• **Cholinesterasehemmer** (Mestinon®, Neostigmin®): steigern über die Hemmung des Azetylcholinabbaus die Azetylcholinkonzentration

• Kortikosteroide und Immunsuppressiva (Urbason®, Imurek®) zur Unterdrückung der Immunreaktion

• chirurgische Entfernung des Thymus (Thymektomie)

• Plasmapherese zur Entfernung der Antikörper aus dem Blut

Besonders die Gabe von Cholinesterasehemmern bringt meistens eine rasche Besserung. Da bei einer Myasthenie häufig begleitend Thymome vorliegen, wird die operative Entfernung des Thymus heute in praktisch allen Fällen empfohlen. Sie bringt in der Hälfte der Fälle eine deutliche Besserung des klinischen Bildes. Unter optimaler Therapie sollten die meisten Patienten eine normale Lebenserwartung erreichen.

13.5. Symptomatische Myopathien

Symptomatische Myopathien sind Muskelerkrankungen, die durch verschiedene Grunderkrankungen ausgelöst werden. Leitsymptom ist die **Muskelschwäche**. Ursächlich können sein:

• Tumoren (z.B. Bronchialkarzinom)

• langzeitige Steroidbehandlung

• chronischer Alkoholkonsum

• Diabetes mellitus

• Chemotherapeutika

• Hyperthyreosen

Therapeutisch steht die Behandlung des Grundleidens im Vordergrund.

Psychiatrie

1

Psychiatrische Anamnese und Diagnostik

Die Psychiatrie ist die Lehre von den **seelischen Erkrankungen**, ihrer Therapie und Vorbeugung (Prävention). Die Wiedereingliederung (Rehabilitation) der Patienten in die Gesellschaft gehört ebenfalls zu den Aufgaben der Psychiatrie. Zu Beginn der Forschungen über die krankhaft veränderten Seelenzustände standen Beobachtungen der erkrankten Menschen. Im Laufe der Zeit wurden dann die verschiedenen Symptomen eingeordnet, um so zu definierten Krankheitsbildern zu kommen (Neurosen, Psychosen, Schizophrenien). Der Psychiatrie verwandt sind:

- Psychologie
- Psychosomatik

Psychologie

Die Psychologie ist die Lehre vom Verhalten und Erleben des Menschen in Bezug auf seine Umwelt (Menschen, Objekte) sowie der Behandlung sich daraus ergebender Probleme und Störungen (z.B. Depressionen, sexuelle Probleme, Drogen- bzw. Alkoholkonsum, Verhaltensstörungen).

Psychosomatik

Die Psychosomatik ist die Lehre von den Einflüssen seelischer Zustände auf körperliche Erkrankungen (Hypertonie, Magengeschwüre, Colitis ulcerosa, Migräne, Bronchialasthma).

1.1. Psychiatrische Anamnese

Grundlage einer psychiatrischen Untersuchung ist die Erhebung einer gründlichen und ausführlichen Anamnese.

Ziel einer Anamnese ist es, Angaben über Ursache, Entstehung und Entwicklung einer Erkrankung zu erhalten. Dabei unterscheidet man prinzipiell zwei Formen der Anamnese:

- **Eigenanamnese**: der Patient schildert seine Symptome und seine Beschwerden aus eigener Sicht
- **Fremdanamnese**: Angehörige oder Bekannte schildern Verhalten und Symptome des Patienten aus ihrer Sicht.

Da viele Patienten gerade bei psychischen Erkrankungen nicht in der Lage sind, ihre Situation objektiv zu schildern und auch oft nicht über alle Veränderungen Auskunft geben wollen, ist die Erhebung einer Fremdanamnese meistens unverzichtbar.

1.1.1. Eigenanamnese

Die ausführliche Eigenanamnese wird von dem Untersucher meist im freien Gespräch erhoben. Dabei müssen folgende Punkte erfragt werden:

- Kindheit, Pubertät und Erwachsenenalter
- soziale Entwicklung und sozialer Status (Schule, Beruf, Freundschaften)
- Sexualanamnese
- Bezugspersonen
- körperliche Vorerkrankungen
- psychiatrische Vorerkrankungen
- aktuelle Beschweren oder Erkrankung

Zusätzlich bringt die Art der Schilderung und die begleitende Körpersprache des Patienten zusätzliche Informationen. Beobachtet werden dabei z.B. Bewußtseinslage, Mimik, Stimmungslage, Gedächtnisleistung, Sprachausdruck, Orientiertheit, Motorik, Einsichtsfähigkeit und emotionelle Reife.

Neben den Fragen nach der eigenen Person muß immer auch eine **Familien-anamnese** erhoben werden, da viele psychische Störungen eine familiäre Häufung oder Ursache haben.

1.1.2. Fremdanamnese

Die Anamnese durch Familienangehörige oder durch Fremde wird immer dann notwendig, wenn der Patient zu keiner oder zu nur schwer beurteilenden Aussagen fähig ist. Der Wert der Fremdanamnese ist vor allem bei den Psychosen hoch, da die Patienten nicht in der Lage sind, ihre Situation objektiv einzuschätzen.

1.2. Diagnostik

Durch verschiedene diagnostische Verfahren muß versucht werden, die erhobenen Befunde zu objektivieren.

1.2.1. Körperliche Untersuchung

Bei jedem Patienten muß eine eingehende körperliche und neurologische Untersuchung zum Ausschluß organischer Ursachen einer psychischen Erkrankung durchgeführt werden. Ergeben sich Anhaltspunkte für eine organische Erkrankung, so werden auch apparative Verfahren wie CT, NMR und EEG durchgeführt.

■ *Bei jeder psychiatrischen Erkrankung müssen durch eine eingehende körperliche Untersuchung organische Ursachen ausgeschlossen werden.*

Durch die eingehende Untersuchung sollen so endogene von exogenen Störungen abgegrenzt werden. **Endogene** Störungen sind Erkrankungen, für die keine offensichtliche körperliche Ursache als Auslöser verantwortlich gemacht werden kann.

Exogene Störungen lassen sich auf organische Veränderungen oder Erkrankungen (Tumoren, Gefäßerkrankungen, Stoffwechselerkrankungen) zurückführen. Mit der Therapie der auslösenden Ursache verschwinden dann auch die im Gefolge der Störung aufgetretenen psychischen Erkrankungen oder Symptome.

1.2.2. Testverfahren

Tetstverfahren dienen der Ergänzung und Objektivierung der klinischen Befunderhebung. Sie sind als sinnvolle Ergänzung einer klinischen Untersuchung zu werten, können diese aber nicht ersetzen. Man unterscheidet prinzipiell:

- objektive Tests
- projektive Tests

Objektive Tests

Objektive Tests prüfen die Intelligenz und Hirnleistung. Zu ihnen gehören z.B.:

- Intelligenztests: verschiedene Aufgaben zur Merkfähigkeit, Kombinationsgabe und Zahlenverständnis müssen gelöst werden, aus der sich ergebenden Punktzahl wird der **Intelligenzquotient** (IQ) berechnet
- Leistungstests: bewertet z.B. Aufmerksamkeit und Wortschatz

Projektive Tests

Projektive Tests (Persönlichkeitstest) dienen der Beurteilung der Persönlichkeitsstruktur, des Denkens und der Affektivität. Zu ihnen gehört z.B. der **Rorschach-Test**, bei dem die Patienten abstrakte Zeichnungen inhaltlich deuten sollen.

> In der Diagnostik der Psychiatrie wird das Hauptaugenmerk auf eine umfassende Eigen- und Fremdanamnese gelegt. Trotzdem muß bei jeder psychiatrischen Untersuchung immer auch eine neurologische Untersuchung erfolgen, um eine eventuelle organische Ursache der psychiatrischen Erkrankung auszuschließen.

2

Psychiatrische Symptome

Es gibt eine Reihe typischer psychiatrischer Leitsymptome, die bei den verschiedensten Krankheitsbildern auftreten können. Die meisten der Symptome können bei mehreren psychiatrischen und auch organischen Erkrankungen auftreten, so daß eine eindeutige Zuordnung nicht immer möglich ist. Daher kann die Erstdiagnose einer psychiatrischen Erkrankung durchaus revidiert werden, wenn im weiteren Verlauf andere Symptome hinzutreten.

Die Erhebung der psychischen Symptome wird auch als **psychopathologischer Befund** bezeichnet.

2.1. Bewußtseinsstörungen

Das Bewußtsein bezeichnet die Gesamtheit der Bewußtseinsinhalte wie z.B. Wahrnehmung, Denken und Erinnern und Fähigkeit des Wissens um die eigene Person. Störungen des Bewußtseins werden eingeteilt in:

- quantitative Bewußtseinsstörungen: graduelle Abstufung der Wachheit
- qualitative Bewußtseinsstörungen: Einschränkung der Bewußtseinsklarheit

2.1.1. Quantitative Bewußtseinsstörungen

Quantitative Bewußtseinsstörungen sind Störungen der Wachheit (Vigilanz):

- **Benommenheit**: Denkgeschwindigkeit und Auffassungsgabe sind herabgesetzt (z.B. bei leichtem Schädel-Hirn-Trauma)
- **Somnolenz**: vermehrte Schläfrigkeit, Verlangsamung der psychomotorischen Funktionen
- **Sopor**: schlafähnlicher Zustand, aus dem der Patient nur durch starke Reize (Zwicken) erweckbar ist
- **Koma**: tiefe Bewußtlosigkeit, keine Reaktion auf Schmerzreize

2.1.2. Qualitative Bewußtseinsstörungen

Qualitative Bewußtseinsstörungen sind Störungen der Bewußtseinsklarheit:

- **Einfache Verwirrtheit** (Bewußtseinstrübung): Denkstörungen, Weitschweifigkeit, sprunghaftes Denken, keine adäquate Reaktion auf Fragen
- **Dämmerzustand** (Bewußtseinseinengung): Verlangsamung von Reden und Denken, traumwandlerischer Zustand, gelegentlich Halluzinationen
- **Delir**: zu Zeit, Raum und Situation desorientiert, oft mit Halluzinationen
- **Bewußtseinserweiterung**: hellwache Patienten mit erhöhter Auffassungsgabe und Vigilanz, zeigt sich vorübergehend bei bestimmten Drogen (LSD, Kokain)

2.2. Orientierungsstörungen

Orientierung ist die Fähigkeit, die Umgebungsverhältnisse und sich selbst korrekt einzuordnen und sich damit zurechtzufinden. Man unterscheidet folgende Orientierungsstörungen:

- **örtliche** Desorientiertheit: der Patient weiß nicht, wo er ist
- **zeitliche** Desorientiertheit: gestörtes Zeitgefühl, der Patient weiß Wochentag, Jahr und Tageszeit nicht zu bestimmen
- **situative** Desorientiertheit: der Patient erfaßt nicht die Situation, in der er sich gerade befindet
- Desorientiertheit **zur eigenen Person**: der Patient kann seine eigene Biographie nicht einordnen

2.3. Gedächtnis- und Aufmerksamkeitsstörungen

Gedächtnis, Aufmerksamkeit und Auffassungsgabe sind ein wesentliches Intelligenzmerkmal. Sie können vielfältig gestört sein.

2.3.1. Aufmerksamkeits- und Konzentrationsstörungen

Bei Störungen der **Aufmerksamkeit** ist der Patient unfähig, einem Gegenstand oder Sachverhalt längere Zeit seine Beachtung zuzuwenden. Sie kommen beispielsweise vor bei Schizophrenien und Hirnverletzungen.

Bei Störungen der **Konzentration** können Nebengedanken nicht ausgeblendet werden und die Gedanken nicht auf eine Sache fixiert werden. Konzentrationsstörungen kommen vor bei Schizophrenien, Manien, Ermüdung oder Überforderung.

2.3.2. Auffassungsstörungen

Bei den Auffassungsstörungen kann das Wahrgenommene nicht korrekt in das Bewußtsein aufgenommen werden. Es kommt dadurch häufig zu Fehleinschätzungen der aktuellen Situation. Auffassungsstörungen kommen vor bei Schizophrenien, Depressionen oder Neurosen. Sie können beim Nacherzählen von kleinen Geschichten erkannt werden.

2.3.3. Merkfähigkeits- und Gedächtnisstörungen

Bei einer Störung der **Merkfähigkeit** können neue Eindrücke nicht länger als 10 min behalten und eingeprägt werden. Bei einer Störung des **Gedächtnisses** können sich die Betroffenen an Eindrücke, die länger als 10 min zurückliegen, nicht mehr erinnern.

Grundsätzlich unterscheidet man beim Gedächtnis das Kurzzeit- und Langzeitgedächtnis. Bei Störung des Kurzzeitgedächtnisses können häufig länger zurückliegende Ereignisse noch im Langzeitgedächtnis gespeichert und abrufbar sein. Gedächtnisstörungen kommen in verschiedenen Formen vor:

- Amnesien: zeitlich begrenzte Gedächtnislücken für bestimmte Ereignisse, entweder für die Zeit vor dem Ereignis (retrograde Amnesie) oder nach dem Ereignis (anterograde Amnesie)
- Paramnesie: Gedächtnistäuschungen oder Trugerinnerungen
- Zeitgitterstörung: Unfähigkeit, Erinnerungen in den richtigen zeitlichen Zusammenhang zu stellen
- Hypermnesie: abnorm gesteigertes Erinnerungsvermögen
- Deja vu: vermeintliches Wiedererkennen von Situationen oder Orten
- Konfabulationen: Gedächtnislücken werden mit erfundenen Inhalten ausgefüllt

2.4. Wahrnehmungsstörungen und Sinnestäuschungen

Die Wahrnehmung beschreibt die Fähigkeit, Umwelt und Umgebung mit den eigenen Sinnen richtig zu erkennen und einzuordnen. Wahrnehmungsstörungen sind Sinnestäuschungen, bei denen die natürliche Wahrnehmung verändert erscheint. Bei einer Sinnestäuschung werden real nicht vorhandene Wahrnehmungen als gegebene Realität angenommen.

2.4.1. Halluzinationen

Halluzinationen sind Sinnestäuschungen **ohne real vorhandenes Objekt**, wobei der Betroffene fest an die Realität seiner Wahrnehmung glaubt. Sie können in allen Sinnesbereichen vorkommen:

- optische Halluzinationen
- akustische Halluzinationen
- Geruchshalluzinationen
- Geschmackshalluzinationen
- sensible Halluzinationen

Halluzinationen sind damit Störungen der Wahrnehmung. Die Betroffen sind fest und unkorrigierbar von der Realität des Erlebten überzeugt.

> *Beispiel:*
> Das Hören von Stimmen oder das Sehen von nicht vorhandenen Personen.

Vorkommen:

- Schizophrenien
- Delir
- hirnorganische Störungen

■ *Halluzinationen sind Störungen der Wahrnehmung ohne real vorhandenes Objekt.*

2.4.2. Illusionen

Illusionen sind Wahrnehmungsstörungen, bei denen **reale Objekte** dem Betroffenen verändert erscheinen. Im Gegensatz zu den Halluzinationen liegen hier also reale Sinneseindrücke vor, die um- und fehlgedeutet werden.

> *Beispiel:*
> Ein Patient hält einen fremden Besucher im Krankenzimmer für einen Verwandten. Ein am Boden liegendes Bettuch kann vom Patienten als Schlange verkannt werden.

Vorkommen:

- häufig organische Ursachen (Fieber)

■ *Illusionen sind Störungen der Wahrnehmung, bei denen die Bedeutung tatsächlich vorhandener Objekte verkannt wird.*

2.5. Denkstörungen

Unter Denken versteht man die Fähigkeit der komplexen Informationsverarbeitung. Man unterscheidet prinzipiell zwei Arten von Denkstörungen:
- formale Denkstörungen: Störungen des Denkablaufs
- inhaltliche Denkstörungen: Störungen des Gedachten

2.5.1. Formale Denkstörungen

Formale Denkstörungen sind Störungen des Gedankenablaufs. Dazu gehören z.B. folgende Denkstörungen:
- zerfahrenes Denken: zusammenhangloses und unlogisches Denken
- Denksperrung: Abreißen der Gedanken; Unfähigkeit, einen Gedanken zu Ende zu führen
- Perseveration: verlangsamtes, auf einzelne Themen eingeengtes Denken, das sich immer wiederholt
- Ideenflucht: immer neu einfallende Denkansätze, kein Gedanke wird zu Ende gebracht
- Denkhemmung: fehlende Einfälle
- Begriffszerfall: die exakte Bedeutung verschiedener Begriffe und deren Abgrenzung geht verloren

Vorkommen:

- Schizophrenien
- Neurosen
- endogene Depressionen

■ *Bei den formalen Denkstörungen kommt es zu Störungen des Denkablaufes.*

2.5.2. ## Inhaltliche Denkstörungen (Wahnerscheinungen)

Bei den inhaltlichen Denkstörungen kommt es zu Störungen des Gedachten (Wahn). Der **Wahn** ist das Leitsymptom der schizophrenen Psychosen, kommt aber auch bei anderen Erkrankungen vor. Beim Wahn handelt es sich um eine krankhaft falsche Überzeugung, an der der Betroffene trotz Unvereinbarkeit mit der Realität unkorrigierbar festhält. Man unterscheidet mehrere Wahnformen.

Wahnwahrnehmung

Bei der Wahnwahrnehmung mißt der Patient einer objektiv richtigen Wahrnehmung eine abnorme Bedeutung bei.

> *Beispiel:*
> Ein Betroffene sieht einen Polizeiwagen vorbeifahren und ist unwiederrückbar davon überzeugt, daß in der Nachbarschaft ein Mord passiert ist.

Wahneinfall (Wahnidee, Wahnvorstellung)

Der Wahneinfall entsteht komplett in der Vorstellung des Patienten und hat keinen Bezug zu einem realen Ereignis.

> *Beispiel:*
> Der Betroffene glaubt, er stammt von Gott ab und sei zur Rettung der Menschheit bestimmt.

Wahnstimmung

Die Wahnstimmung kann als Vorzeichen des Wahns auftreten. Der Betroffene fühlt sich in einer unheimlichen und bedrohlichen Stimmung, ohne daß sie konkret zu erklären wäre.

Wahnthemen

Wahnwahrnehmung und Wahneinfall können sich auf ganz verschiedene Themen beziehen:

- Verfolgungswahn
- Eifersuchtswahn
- Größenwahn
- Vergiftungswahn
- Verarmungswahn
- Beziehungswahn (alles was passiert, geschieht wegen des Betroffenen)

■ *Beim Wahn handelt es sich um eine krankhaft falsche Überzeugung, an der der Betroffene trotz Unvereinbarkeit mit der Realität unkorrigierbar festhält.*

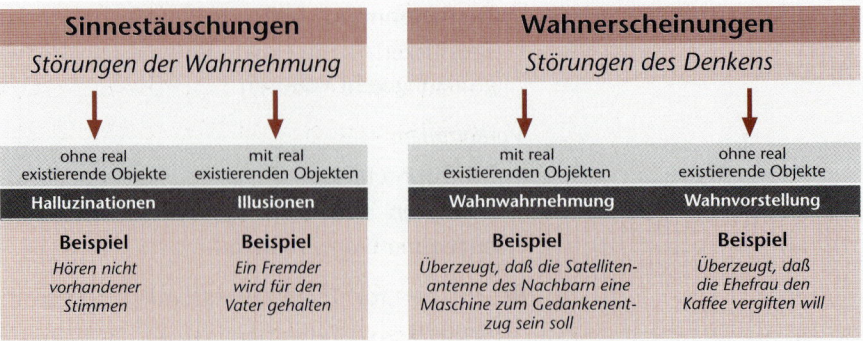

Abb. 46:
Sinnestäuschungen und Wahn

2.6.   Zwänge

Ein Zwang ist gekennzeichnet durch sich immer wiederaufdrängende Denkinhalte oder Handlungen, die sich nicht unterdrücken lassen. Der Kranke erkennt hierbei die Unsinnigkeit des Handelns, kann aber nicht dagegen ankämpfen, weil sich sonst unerträgliche Angst entwickelt. Typische Zwangssymptome sind:

*   Kontrollzwang: es wird immer wieder was geprüft oder nachgezählt

*   Waschzwang: Bedürfnis, sich immer wieder zu waschen

*   Ordnungszwang: alles muß einer absolut festgelegten Ordnung folgen

Beispiel:
Manche Betroffene sind unfähig, das Haus zu verlassen, weil sie immer wieder zurückkehren, um den Gasherd zu kontrollieren. Andere Patienten stehen Stunden am Waschbecken, um sich immer wieder die Hände zu waschen.

Leichtere Zwangsphänomene finden sich auch beim Gesunden. Im täglichen Leben (beim Essen, Zubettgehen, Waschen) finden sich viele Zwangsrituale, ohne daß dies als quälend empfunden wird. Ein Zwang wird pathologisch, wenn die Betroffenen darunter leiden.

■ *Im Gegensatz zum Wahn ist dem Betroffenen beim Zwang die Unsinnigkeit seines Handelns voll bewußt.*

2.7.   Ich-Störungen

Ich-Störungen sind Störungen des individuellen Erlebens und der Abgrenzung des eigenen Ichs gegenüber anderen Personen. Zum „Ich-Verlust" kommt häufig das Gefühl des „Von Außen Gesteuert Seins". Zu den Ich-Störungen gehören:

*   Depersonalisation: Entfremdung von der eigenen Person (Persönlichkeitsspaltung)

*   Derealisation: Entfremdung von der Umwelt, die abnorm verändert erscheint

*   Gedankenausbreitung: die Gedanken werden auf Fremde übertragen

*   Gedankenentzug: die Gedanken werden von einem Fremden weggenommen

*   Gedankeneingebung: die Gedanken werden von einem Fremden gelenkt

*   Willensbeeinflussung: der eigene Wille wird von Fremden gelenkt

Beispiel:
Ein Betroffener glaubt, seine Gedanken würden von fremden Mächten gesteuert, so daß er nicht denken, fühlen und handeln könne, wie er wolle.

2.8.   Störungen der Affektivität

Die Affektivität ist die Gesamtheit des **Gefühlslebens**. Das Zusammenspiel von Stimmung, Antrieb, Lust, Freude, Angst, Unlust etc. ergibt die Affektivität. **Affekte** sind kurzzeitige und heftige Gefühlsausbrüche, die von der jeweiligen Grundstimmung abhängen. Man kennt folgende Formen der Affektstörungen:

*   inadäquater Affekt: ein zur Situation nicht passender Affekt

*   Affektlabilität: schneller Wechsel der Affekte

*   affektive Verarmung: Mangel an Gefühlsleben

*   Affektinkontinenz: verminderte Steuerungsfähigkeit und mangelnde Beherrschbarkeit der Gefühle

*   Apathie: völlige Gefühl- und Teilnahmslosigkeit

*   Angst: unbestimmtes Gefühl der Bedrohung ohne realen Gegenstand

- Phobien: an bestimmte Situationen oder Vorstellungen gebundenes, objektiv grundloses Angstgefühl

> *Beispiel:*
> Wenn einem Patienten der Tod eines nahen Angehörigen mitgeteilt wird und er fröhlich zu lachen beginnt, handelt es sich um einen inadäquaten Affekt.

2.9. Störungen des Antriebs und der Motorik

2.9.1. Antriebsstörungen

Der Antrieb ist eine psychische Grundfunktion, die alle seelischen und körperlichen Aktivitäten antreibt. Störungen des Antriebs findet man vor allem bei Zyklothymien, aber auch bei anderen psychischen Erkrankungen.

Bei einer **Antriebsminderung** zeigen die Betroffenen eine gewisse Gleichgültigkeit und Trägheit. Sie wirken desinteressiert und gleichgültig.

Vermehrungen des spontanen Antriebs (**Antriebsenthemmung**) äußern sich in allgemeiner Unruhe, Rastlosigkeit und Tatendrang.

2.9.2. Störungen der Motorik

Störungen der Motorik äußern sich als Aktivitätssteigerung (**Hyperkinesie**) oder Bewegungsarmut (**Hypokinesie**).

2.10. Kontaktstörungen

Bei den Kontakt- und Kommunikationsstörungen sind die Betroffenen nicht in der Lage, die Isolation zu überwinden und soziale Kontakte zu Menschen aufzubauen. Kontaktstörungen können bis hin zur völligen sozialen Vereinsamung gehen.

2.11. Intelligenzstörungen

Intelligenz ist ein Sammelbegriff für mehrere intellektuelle Fähigkeiten. Die Intelligenz umfaßt z.B. Denken, Lernen, Sprachverständnis, Vorstellungsvermögen, Kombinationsgabe und ähnliches. Für das Merkmal Intelligenz gibt es keine allgemein akzepierte Definition.

Intellektuelle Behinderungen sind relativ häufig. Prinzipiell unterscheidet man:
- **Schwachsinn** (Oligophrenie): angeborene Minderung der intellektuellen Fähigkeiten
- **Verblödung** (Demenz): erworbene Minderung der intellektuellen Fähigkeiten

3

Organische Psychosen

Psychosen sind zentral bedingte Störungen der psychischen Funktionen. Man unterscheidet **exogene** (organisch begründbare) von **endogenen** (organisch nicht begründbare) Psychosen. **Exogene Psychosen** entstehen also immer **symptomatisch** als Reaktion auf eine nicht psychische Grunderkrankung. Sie können auftreten in Rahmen von:

- neurologischen Grunderkrankungen: Hirngefäß-Arteriosklerose, Hirntumoren, degenerativen Hirnerkrankungen, Lues (Tertiärstadium)
- internistischen Grunderkrankungen: Hypothyreose, Hypoglykämie, Hypophyseninsuffizienz
- Intoxikationen: chron. Alkoholismus, Alkoholdelir, Medikamentenüberdosierungen, Anfall toxischer Stoffwechselprodukte bei Nieren- oder Leberversagen

Zu den **endogenen Psychosen** gehören die Schizophrenie, die manisch-depressive Psychose (Zyklothymie) und die schizoaffektive Psychose. Für die Psychiatrie sind vor allem die endogenen Psychosen von Interesse.

■ *Man unterscheidet exogene von endogenen Psychosen. Exogene Psychosen sind körperlich begründbar.*

3.1. Akute organische Psychosen

Akute organische Psychosen sind schwere psychotische Zustände als Folge einer akuten, schweren Allgemeinkrankheit oder einer organischen Hirnschädigung. Leitsymptom der akuten organischen Psychose ist die **Bewußtseinseintrübung**, die bei den endogenen Psychosen fehlt. Außerdem finden sich:

- Gedächtnisstörungen
- Konzentrationsstörungen
- Orientierungsstörungen
- Affektlabilität
- Halluzinationen und Wahnideen

In den meisten Fällen klingen die akuten Psychosen nach Behandlung des zugrundeliegenden Krankheitsbildes rasch ab, dauerhafte Schäden bleiben meist nicht zurück.

3.1.1. Delir

Das Delir ist eine akute, reversible Psychose mit Bewußtseinseintrübungen und Sinnestäuschungen. Es kommt charakteristischerweise beim **Alkoholentzug** vor.

Ursachen:

- Entzug bei Alkohol- und Medikamentenabusus
- hohes Fieber
- medikamentenbedingt bei hohen Dosen von Antidepressiva

Klinik:

- Unruhe, Schlafstörungen
- vegetative Symptome wie Schwitzen, Zittern, Kreislaufstörungen
- Verwirrtheit, Desorientiertheit, optische Halluzinationen (weiße Mäuse auf der Bettdecke oder Spinnen an der Wand)
- stereotype Greif- und Zupfbewegungen

■ *Das Delir ist gekennzeichnet durch Bewußtseinsstörungen, motorische Unruhe und optische Halluzinationen.*

Therapie:

- Distraneurin® (Vorsicht: Atemdepression)
- Neuroleptika (Haldol®, Atosil®)
- Benzodiazepine (Diazepam®)
- Catapresan®

■ *Therapie der Wahl beim Delir ist Distraneurin.*

3.1.2. Durchgangssyndrom

Ein Durchgangssyndrom tritt häufig nach größeren Operationen (**postoperatives Durchgangssyndrom**) oder längerem Aufenthalt auf einer Intensivstation auf. Es kommt zu Halluzinationen, Affektstörungen und Gedächtnisstörungen. Das Durchgangssyndrom spricht auf Neuroleptika gut an und bildet sich meistens spontan zurück.

■ *Ein Durchgangssyndrom tritt häufig nach größeren Operationen auf.*

3.1.3. Dämmerzustand

Als Dämmerzustand wird ein traumwandlerisch verschobener Bewußtseinszustand beschrieben. Die Patienten finden sich dabei in Grenzen zurecht, so daß die Umwelt den Zustand häufig nicht erkennt.

Ursachen:

- nach Krampfanfällen
- im Alkoholrausch

3.2. Chronische organische Psychosen

Chronische organische Psychosen treten meistens als Folge einer chronisch voranschreitenden Hirnschädigung auf. Sie werden auch als hirnorganisches Psychosyndrom (**HOPS**) bezeichnet. Leitsymptom ist die **Demenz**, ein zunehmenden Verlust der geistigen und intellektuellen Fähigkeiten. Außerdem finden sich:

- Gedächtnisstörungen
- Denkstörungen
- Wesensänderungen
- Affektlabilität

Ursachen:

Dem HOPS liegen in der Regel irreversible Schädigungen des Gehirns zugrunde:

- Alzheimer-Demenz
- Vaskuläre Demenz (Multiinfarkt-Demenz)
- Systematrophien
- Korsakow-Syndrom (bei chronischem Alkoholismus)

Die Diagnose erfolgt neben der typischen Anamnese durch Funktionstests zur Einordnung der Hirnleistung (Mini Mental Status), CT , NMR und EEG.

Therapie:

- entsprechend der jeweiligen Grunderkrankung
- symptomatisch mit Nootropika (Durchblutungsförderung, Nervenzellschutz)
- Sozio- und Ergotherapie

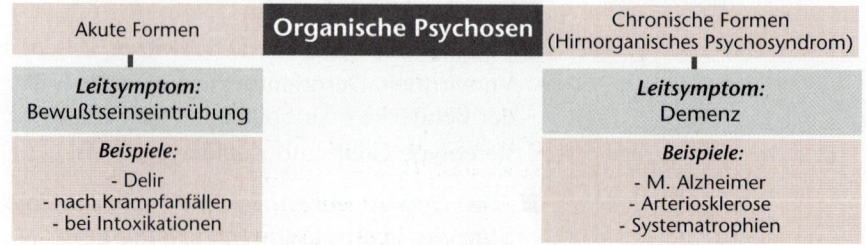

Abb. 47:
Organische Psychosen

Akute Formen	Organische Psychosen	Chronische Formen (Hirnorganisches Psychosyndrom)
Leitsymptom: Bewußtseinseintrübung		*Leitsymptom:* Demenz
Beispiele: - Delir - nach Krampfanfällen - bei Intoxikationen		*Beispiele:* - M. Alzheimer - Arteriosklerose - Systematrophien

4

Endogene Psychosen

Während exogene Psychosen immer symptomatisch als Reaktion auf eine nicht psychische Grunderkrankung entstehen, haben die **endogenen Psychosen** keine organische Ursache. Die Entstehungsursachen der endogenen Psychosen sind nicht hinreichend geklärt, eine erbliche Veranlagung scheint bei einigen Formen zu bestehen.

Endogene Psychosen:

- Schizophrenie (schizophrene Psychose)
- manisch-depressive Psychose (affektive Psychose, Zyklothymie)
- schizoaffektive Psychose (Mischform)

Für die Psychiatrie sind vor allem die endogenen Psychosen von Interesse.

■ *Man unterscheidet exogene von endogenen Psychosen. Exogene Psychosen sind körperlich begründbar.*

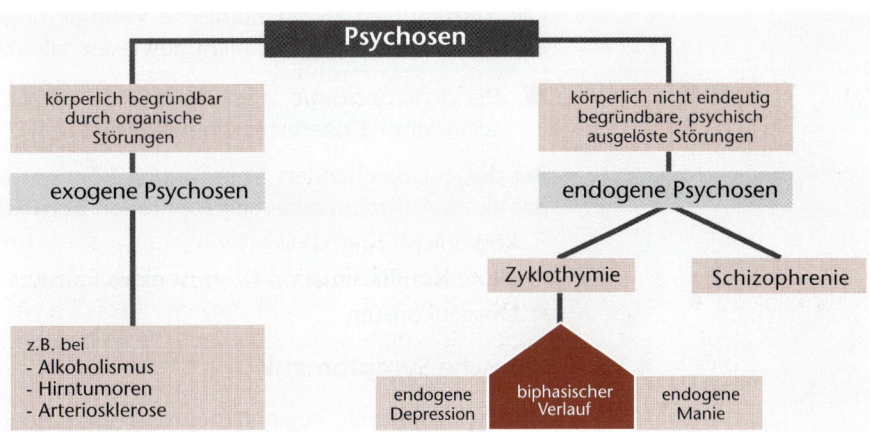

Abb. 48:
Endogene und Exogene
Psychosen

4.1. Schizophrene Psychosen

Die Schizophrenie („Persönlichkeitsspaltung") ist eine der häufigsten Psychosen. Etwa 1% der Bevölkerung erleidet mindestens einmal im Leben einen schizophrenen Schub, ca. 0,3% der Bevölkerung sind wegen einer Schizophrenie in Behandlung. Die Mehrzahl der Patienten erkranken zwischen der Pubertät und dem 30. Lebensjahr, Frauen sind häufiger betroffen. Erkrankungen nach dem 40. Lebensjahr sind selten, Erkrankungen im Kindesalter werden kaum beobachtet. Die Schizophrenie kommt in allen Rassen, Ländern und Kulturkreisen in nahezu gleicher Häufigkeit vor.

Die Schizophrenie kann akut oder schleichend, in Schüben oder chronisch verlaufen.

■ *Ca. 1 % der Bevölkerung erleidet einmal in ihrem Leben einen schizophrenen Schub.*

4.1.1. Ursachen

Eine einzige konkrete Ursache für die Entwicklung einer Schizophrenie ist nicht bekannt. Man diskutiert eine Reihe von Faktoren, die die Entstehung einer schizophrenen Psychose begünstigen. Dabei scheinen beim Auftreten einer Schizophrenie meist mehrere Faktoren vorzuliegen, deren Zusammenspiel dann letztlich die Bereitschaft für einen schizophrenen Schub erhöht.

Begünstigende Faktoren:

- **erbliche Veranlagung**: familiäre Häufung mit erhöhtem Erkrankungsrisiko für Kinder und Verwandte schizophrener Patienten (Zwillingsstudien)
- familiäre und zwischenmenschliche **Konfliktsituationen**: Mangel an Zuwendung, überintensive Behütung, schwere familiäre Belastungen (Scheidung der Eltern)
- häufige „zwickmühlenartige" Situationen (**double-bind-Situationen**) wie z.B. widersprüchliche Verhaltensweisen dem Kind gegenüber
- **Ich-Schwäche**: eine schwache Persönlichkeit scheint die Ausbildung zu fördern
- **soziokulturelle** Faktoren: Häufung in Industriezentren und unteren sozialen Schichten
- **biochemische** Ursache: bei Störung des dopaminergen Transmittersystems im Gehirn (Dopaminüberschuß, Dopaminrezeptor-Überempfindlichkeit)

> *Beispiel für Double-Bind-Situation:*
> Eine Mutter schenkt ihrer Tochter zum Geburtstag ein rotes und ein blaues Kleid. Als sie die Tochter bittet, eines der Kleider anzuprobieren, zieht sie das rote an. Daraufhin sagt die Mutter: „Das blaue Kleid gefällt dir also nicht?".

Die Vermutung, daß biochemische Veränderungen mit die Ursache einer Schizophrenie sein können, ist nicht bewiesen, gilt aber als wahrscheinlich.

■ *Die Schizophrenie wird multifaktoriell durch das Zusammenspiel verschiedener Einzelfaktoren ausgelöst.*

Bei der entsprechenden Veranlagung können dann bestimmte **Auslöser** für das akute Auftreten eines schizophrenen **Schubes** verantwortlich sein:
- körperliche Krankheit
- akute Konfliktsituation (Verlust eines Partners)
- Drogenkonsum

4.1.2. Klinische Symptomatik

Eine Schizophrenie beginnt meistens schleichend und von der Umwelt unbemerkt. Auffallend sind zu Beginn ungewöhnliche Verhaltensweisen. Man unterscheidet nach *Bleuler* **Grundsymptome** und **akzessorische Symptome**. Sind die Grundsymptome nachweisbar, so ist die Diagnose der Schizophrenie gesichert. Das Auftreten der akzessorischen (zusätzlichen) Symptome ist zwar häufig spektakulärer, läßt aber alleine die Diagnose noch nicht zu.

Grundsymptome nach Bleuler:
- formale Denkstörungen (Zerfahrenheit des Denkens)
- Affektstörungen (inadäquater Affekt)
- Antriebsstörungen (Ambivalenz, Autismus)

Akzessorische Symptome nach Bleuler:
- Wahn
- Halluzinationen
- katatone Störungen

Bei der weniger gebräuchlichen Einteilung nach *Schneider* unterscheidet man Symptome **1. Ranges** und Symptome **2. Ranges**. Symptome 1. Ranges beweisen das Vorliegen einer Schizophrenie.

Symptome 1. Ranges nach Schneider:
- akustische Halluzinationen (kommentierende Stimmen, befehlende Stimmen)
- Leibeshalluzinationen (leibliche Beeinflussungserlebnisse)
- Ich-Störungen (Gedankenentzug, Gedankeneingebung)
- Wahnwahrnehmung

Symptome 2. Ranges nach Schneider:

- optische, olfaktorische, gustatorische Halluzinationen
- akustische Halluzinationen anderer Art als beim 1. Rang
- Wahneinfall
- Gefühlsverarmung

Formale Denkstörungen

Formale Denkstörungen sind das wichtigste Grundsymptom der Schizophrenie. Charakteristisch sind ein **zerfahrenes** Denken, häufiges Gedankenabreißen, Symboldenken und Begriffsverschiebungen. Der Patient redet zusammenhangslos und ohne jede Logik, für den Außenstehenden oft bizzar und absurd. Wenn nur noch Wortreste geäußert werden, spricht man auch von Wortsalat. Das plötzliche Abbrechen des Gedankengangs mitten im Satz oder Wort wird als Gedankenabreißen bzw. Denksperrung bezeichnet. Die Sprache des Patienten ist gekennzeichnet durch:

- starken Rededrang
- bizarren Sprachstil
- Wortneubildungen (Neologismen, meist Mischwörter aus vormaligen Einzelbegriffen)

■ *Das zerfahrene Denken ist eines der Hauptsymptome einer Schizophrenie.*

Beispiel für Neologismen:
Ein Patient berichtete über seine Fähigkeit, „Aids, Supraaids und Hyperaids", mit entsprechenden neuen Medikamenten behandeln zu können. Dabei verwandte er als Medikamentennamen ebenfalls komplette Wortneubildungen.

Affektstörungen

Die unpassende emotionale Reaktion auf die gegenwärtige Situation ist eine typische Störung des Schizophrenen (**inadäquater** Affekt).

Beispiel für einen inadäquaten Affekt:
Auf die Nachricht hin, daß seine Mutter verstorben sei, fängt der Patient plötzlich an zu lachen und zu kichern.

Neben dem inadäquaten Affekt finden sich eine Reihe weiterer Affektstörungen:
- Gemütsverödung (Athymie)
- Angst: häufiges Gefühl bei Schizophrenen, meist als frei flottierende Angst
- Aggressionen: als Reaktion auf die Annäherung von Menschen

Antriebsstörungen

Häufig findet man bei Schizophrenen das Nebeneinander von gegensätzlichen Gefühlsregungen bzw. die Unfähigkeit, sich zwischen zwei konkurrierenden Absichten zu entscheiden (**Ambivalenz**). Beim **Autismus** kommt es zu einer kompletten „In-Sich-Versunkenheit" und zum Verlust der Kontaktfähigkeit mit der Umwelt. Die Patienten reden vor sich her, ohne auf Zwischenfragen oder Kommentare zu reagieren.

Daneben kann es zu schweren Störungen der Motorik und des Antriebs kommen, die dann als **katatone** Symptome bezeichnet werden:

- **Stupor**: leichte Form der Antriebsstörung
- **Katatonie**: schwere Störung der Willkürmotorik und des Antriebs; die hellwachen Patienten starren vor sich hin, unfähig zu irgendeiner Reaktion

Ich-Störungen

Die Ich-Störung ist ein typisches akzessorisches Symptom bzw. ein Symptom 2. Ranges. Eigene seelische Gedanken oder Zustände werden als „von außen gemacht", „von außen gesteuert" oder „von außen beeinflußt" erlebt.

Beispiel:
Die Patienten berichten, fern jeder Einsicht, daß sie von außen gelenkt, vergewaltigt oder hypnotisiert werden (Willensbeeinflussung). Auch können die eigenen Gedanken von anderen „Mächten", z.B. durch das Fernsehen entzogen (Gedankenentzug) oder Befehle erteilt (Gedankeneingebung) werden.

Halluzinationen

Halluzinationen sind typische Wahrnehmungsstörungen der Schizophrenie. Es handelt sich um Wahrnehmungen ohne realen Hintergrund, die von den Patienten in unkorrigierbarer Weise empfunden werden. In der Häufigkeit ihres Auftretens sind zu nennen:

- akustische Halluzination
- leibliche Halluzination
- optische Halluzination
- Geruchshalluzination
- Geschmackshalluzination

Beispiel:
Die Patienten werden von Stimmen aufgefordert , etwas bestimmtes zu tun, z.B. sich mit Tabletten zu vergiften oder aus dem Fenster zu springen (akustische Halluzinationen). Bei den leiblichen Halluzinationen kommt es zu teils abstrusen Darstellungen. So kann der Betroffene z.B. überzeugt sein, daß jede Nacht jemand kommt, sich zu ihm ins Bett legt und mit einem Gerät den Samen absaugt.

■ *Akustische Halluzinationen gehören zu den häufigen Symptomen der Schizophrenie.*

Wahn

Während Halluzinationen und Illusionen Störungen der Wahrnehmung sind, gehören die Wahnerscheinungen zu den Störungen des Denkens. Bei den Wahnerscheinungen werden zwei Arten des Wahns unterschieden:

- Wahneinfall (Wahnvorstellung): entstehen in der Vorstellung des Kranken ohne Bezug zur Realität
- Wahnwahrnehmung: einer real existierenden Wahrnehmung wird eine wahnhafte Bedeutung zugedacht

Häufige Wahnthemen:

- Eifersuchtswahn: feste Überzeugung eines Ehemannes, daß seine Frau ihn betrügt
- Größenwahn: exzessive Selbstüberschätzung
- Beziehungswahn: die Betroffenen beziehen alle Dinge, die um sie herum geschehen, auf ihre Person
- Verfolgungswahn: sämtliche Ereignisse, die den Erkrankten betreffen, werden als Bedrohung aufgefaßt

Beispiele:
Liegt beispielsweise ein Strohhalm auf der Straße, so glaubt der Erkrankte, daß er die Richtung einschlagen soll, in die der Strohhalm zeigt (Beziehungswahn). Der Erkrankte hält sich für den lieben Gott und zur Rettung der Menschheit bestimmt (Größenwahn).

4.1.3. Formen der Schizophrenie

Die Schizophrenien lassen sich je nach Verlauf und im Vordergrund stehenden Symptomen in klinische Unterformen einteilen:

- Schizophrenia simplex
- Hebephrene Form
- Katatone Form
- Paranoid-halluzinatorische Form
- Schizoaffektive Form
- zönästhetische Form

Schizophrenia simplex

Symptomarme und schleichende Form der Schizophrenie, deren Beginn oft gar nicht bemerkt wird. Die Schizophrenia simplex neigt zu chronischem Verlauf. Die Patienten fallen durch **Verlust an Dynamik** und Vitalität, verbunden mit einem absonderlichen Verhalten auf. Es kommt zu schweren beruflichen und zwischenmenschlichen Problemen sowie zur Isolation.

Hebephrene Form

In den meisten Fällen beginnt diese Form der Schizophrenie im Pubertätsalter und neigt zu chronischem Verlauf. Die Patienten fallen durch ein insgesamt **unangepaßtes, emotionales Verhalten** mit läppischer Stimmung, Enthemmung sowie affektive Verflachung auf. Die Erkrankten sind meist Einzelgänger.

Katatone Form

Bei der katatonen Verlaufsform stehen Störungen bzw. **Einschränkungen des Antriebes und der Motorik** im Vordergrund. Die Patienten liegen fast unbeweglich, bei voll erhaltenem Bewußtsein, im Bett. Der Antrieb ist völlig gesperrt. Daneben finden sich Bewegungsstereotypien und Angst.

Die katatone Verlaufsform hat trotz ihres eindrucksvollen klinischen Bildes eine günstige Prognose.

Paranoid-halluzinatorische Form

Bei dieser Unterform stehen **Wahnideen** und **Sinnestäuschungen** im Vordergrund. Regelmäßig finden sich Verfolgungswahn, Größenwahn und Halluzinationen. Ein Großteil schizophrener Patienten bildet wenigstens einmal im Laufe der Erkrankung eine Wahnsymptomatik aus.

Schizo-affektive Psychose

Bei schizo-affektiven Psychosen bilden sich neben der schizophrenen Symptomatik noch manische und/oder depressive Symptome aus.

Zönästhetische Schizophrenie

Hier stehen die teilweise abstrusen halluzinatorischen **Körpermißempfundungen** im Vordergrund. Sie haben im Gegensatz zu den leiblichen Beeinflussungserlebnissen nicht den Charakter des „von außen gemachten".

Borderline-Cases

Diese besondere Form der Schizophrenie, auch Pseudoschizophrenie genannt, spielt sich an der Grenze zwischen Schizophrenie und Neurose ab. Akzessorische Symptome fehlen meist, und auch von den Grundsymptomen stellen sich in milder Ausprägung Antriebsstörungen ein.

4.1.4. Therapie

Die Behandlung vor allem im akuten Schub der Schizophrenie erfolgt medikamentös. Dabei steht die Therapie mit **Neuroleptika** im Vordergrund.

Neuroleptika

Neuroleptika greifen in den Stoffwechsel hirneigener Überträgerstoffe (Serotonin, Dopamin, GABA) ein. Die Hauptwirkungen der Neuroleptika sind dabei die **antipsychotische** Wirkung und die vegetativ dämpfende, **sedierende** Wirkung.

Verschiedene Neuroleptika haben hierbei ein unterschiedliches Wirkspektrum und Wirkstärke und werden je nach erwünschtem klinisch-therapeutischen Effekt eingesetzt:

- **schwach potente** Neuroleptika (z.B. Truxal®, Neurocil®): wirken schwach antipsychotisch und stark sedierend; sie werden bei starker innerer Erregung verabreicht
- **stark potente** Neuroleptika (z.B. Haldol®, Triperidol®): wirken stark antipsychotisch und schwach sedierend; sie werden bei starken psychotischen Symptomen gegeben

Meistens werden verschiedene Neuroleptika kombiniert. Ergänzend können noch Benzodiazepine verabreicht werden.

■ *Neuroleptika sind das Mittel der Wahl zur Behandlung der Schizophrenie.*

Ergänzende Therapieverfahren

Vor allem nach Abklingen eines akuten Schubes und bei chronischen Verlaufsformen müssen unterstützende Therapiemaßnahmen durchgeführt werden.

- Arbeitstherapie
- Verhaltenstherapie
- Familientherapie
- Psychotherapie (stützende Gespräche, Selbsthilfegruppen)
- Rehabilitation mit weitgehender Wiedereingliederung in das soziale Leben

Die Psycho- und Gesprächstherapie kann allerdings nur unterstützend angewandt werden und ersetzt keinesfalls die Therapie mit Neuroleptika. Im schweren psychotischen Schub bzw. bei katatonen Verlaufsformen kann zusätzlich die **Elektrokrampftherapie** (EKT) eingesetzt werden.

Zur Langzeitprophylaxe können heute Neuroleptika auch über mehrere Jahre gegeben werden.

4.1.5. Verlauf und Prognose

Verlauf und Prognose der Schizophrenie sind recht unterschiedlich. Wie bei vielen Erkrankungen gilt auch hier die Drittel-Regelung:

- ein Drittel: nur ein einziger schizophrener Schub von ungefähr 3 Monaten Dauer mit völliger Ausheilung
- ein Drittel: schubweiser Verlauf in Wellen, wobei die Patienten im freien Intervall weitgehend gesund sind und die Symptomatik mit Anzahl der Schübe abnimmt, evtl. leichter Residualzustand nach Ausheilen der Schübe
- ein Drittel: schwere chronisch-progrediente Verläufe mit Dauerdefekten und ausgeprägtem Residualzustand

■ *Die Schizophrenie verläuft in Schüben, wobei die Patienten im symptomfreien Intervall gesund sind.*

Insgesamt läßt sich mit einer energischen und konsequenten Erstbehandlung eines schizophrenen Schubes der Verlauf der Erkrankung günstig beeinflußen. Ein **Residualzustand** ist gekennzeichnet durch eine Persönlichkeitsveränderung mit Antriebsarmut, Konzentrationsstörungen, Isolation und formalen Denkstörungen.

■ *Bei chronischen Verläufen und nach Abklingen der akuten Schübe kann sich ein Residualzustand mit schizophrenen Restsymptomen ausbilden.*

Es gibt Faktoren, die für eine günstige oder eine schlechte Prognose bezüglich Erkrankungsdauer und Intensität sprechen.

Günstige Prognose:

- akute Erkrankung
- lange Intervalle zwischen zwei Schüben
- ausgeprägte Wahnvorstellungen oder Halluzinationen

Schlechte Prognose:

- einschleichender Erkrankungsbeginn
- kurze Intervalle
- deutliche Ausprägung der Grundsymptome

■ *Je akuter der Beginn einer Schizophrenie und je ausgeprägter die Symptome wie Wahn und Halluzinationen, desto besser die Prognose.*

Bei etwa einem Drittel der Patienten kommt es zur kompletten Heilung ohne Restsymptome und ohne weitere Therapiebedürftigkeit. Knapp 60% sind voll erwerbstätig in ihrem alten oder einem neuen Beruf, ca. 50% der Patienten leiden unter leichten bis mittelschweren Residualzuständen (Erschöpfbarkeit, Leistungsverlust, Antriebs- und Gefühlsverarmung). Etwa 10% der Erkrankten müssen mit schweren Residualzuständen lebenslang in Kliniken oder Tageskliniken behandelt werden.

4.2. Affektive Psychosen (Zyklothymie)

Affektive Psychosen sind Erkrankungen mit Störungen der **Affektivität** und gehören wie die Schizophrenien zu den endogenen Psychosen. Sie zeichnen sich durch krankhafte Gemütsverstimmungen aus, die sich in zwei einander entgegengesetzten Richtungen äußern können:

- **Depression** (Melancholie)
- **Manie**

Der Krankheitsverlauf ist sehr unterschiedlich. Im klassischen Fall treten manische und depressive Phasen im Wechsel ab (**bipolarer** Verlauf), wobei die depressiven Phasen meist häufiger auftreten als die manischen Phasen. Es kann aber auch zu **monopolaren** Verläufen mit nur einer Symptomausprägung (meist Depression) kommen. Die Phasen dauern meistens mehrere Monate an. Folgt auf eine depressive Phase eine manische und umgekehrt, so gilt die Diagnose als sicher. Im freien Intervall sind die Patienten völlig gesund.

Die Erkrankungswahrscheinlichkeit für die Gesamtbevölkerung liegt bei 0,5%, Frauen sind häufiger betroffen als Männer. Die Erstmanifestation findet sich meist im 4. Lebensjahrzehnt. Findet der erste Schub nach dem 45. Lebensjahr statt, spricht man von einer **Involutionsdepression**, bei Beginn nach dem 60. Lebensjahr von einer **Altersdepression**.

Ursachen:

Die Ursache der manisch-depressiven Krankheit ist noch immer unklar und vermutlich multifaktoriell bedingt:

- erbliche Veranlagung: familiäre Häufung der Erkrankung
- Ungleichgewicht biochemischer Überträgerstoffe im ZNS aus (Serotonin, GABA)

Meistens treten depressive und melancholische Phasen ohne ersichtlichen Anlaß auf. Dennoch gibt es eine Reihe von Faktoren, die einen Schub zumindest begünstigen können:

- familiäre Konflikte
- Wohnungs- und Umgebungswechsel
- Verlust einer wichtigen Bezugsperson (Umzug, Scheidung)
- Erkrankungen (Grippe, Operationen, Wochenbett)

4.2.1. Manie

Die Manie ist eine der zwei Ausprägungsformen der schizoaffektiven Psychose. Manische Phasen sind meist seltener als depressive Phasen.

Klinik:

Die Manie als Gegenstück zur Melancholie zeichnet sich durch drei Hauptsymptome aus:

- Antriebssteigerung: erhöhte Aktivität, starker Bewegungsdrang, Enthemmung
- Ideenflucht: permanenter Rededrang, großer Einfallsreichtum, häufiger Themenwechsel, Sprunghaftigkeit (typische Denkform des Manikers)
- Stimmungshoch: meist gut gelaunte, witzige, ausgelassene Stimmung, hohes Selbstwertgefühl bis hin zur massiven Selbstüberschätzung

Eine ausgeprägte manische Phase kann schwerwiegende soziale und rechtliche Folgen mit sich bringen. Es kann zu Verstößen gegen Konventionen, Normen und Gesetzen und einer vorübergehenden Geschäftsunfähigkeit kommen.

■ **Die Ideenflucht ist die typische Denkstörung des Manikers.**

Beispiel:
Die Patienten geraten in ein Stimmungshoch, so daß sie völlig hemmungslos Einkäufe bis hin zu Autos und Grundstücken tätigen oder Firmen gründen. Es gibt Berichte von Patienten, die an einem Morgen 10 Eigenheime kauften.

Therapie:

Maniker sind schwer zu behandeln. Daher sollte eine Therapie möglichst stationär erfolgen:

- Neuroleptika (Haldol®)
- Psychotherapie

Abhängig vom Ausmaß der Manie ist ggf. eine richterliche Einweisung zur stationären Therapie erforderlich. Für die Langzeitprophylaxe der manisch-depressiven Erkrankungen werden heute Lithium-Präparate eingesetzt (Hypnorex ret®).

■ *Medikamentöse Therapie der Depression mit Antidepressiva, der Manie mit Neuroleptika.*

4.2.2. Endogene Depression

Die Depression ist eine der zwei Ausprägungsformen der schizoaffektiven Psychose. Depressive Phasen treten meist häufiger auf als ~~depressive~~ Phasen. *manische Phasen.*

Klinik:

Leitsymptom der depressiven Phasen ist die **depressive Gemütsverstimmung**. Zusätzlich treten auf:

- Gefühl der Gefühllosigkeit und inneren Leere
- innere Unruhe
- Bewegungsarmut
- Denkhemmung
- Durchschlafstörungen
- Appetitlosigkeit
- Selbstmordgedanken
- Amenorrhoe
- Obstipation

Als besonders quälend wird die Gefühllosigkeit empfunden. Die Patienten fühlen sich ausgebrannt und leer und können weder Trauer noch Freude empfinden. Das morgendliche Aufstehen fällt schwer.

Therapie:

Die Therapie der depressiven Symptomatik ist weitaus schwieriger als die Behandlung der Manie. Sie sollte in der Regel stationär erfolgen, da nur so die Selbstmordgefahr gebannt werden kann. An Therapieformen stehen zur Verfügung:

- Antidepressiva (z.B. Anafranil®, Aponal®, Neurocil®, Saroten®): heben die Stimmung, teilweise auch den Antrieb
- Benzodiazepine: bei Schlafstörungen
- Lithiumsalze (Hypnorex®) zur Langzeitprophylaxe
- Psychotherapie
- Schlafentzug: Besserung der Symptome bei wenig Schlaf
- Elektrokrampftherapie (selten, nur bei sehr starken Verlaufsformen

Antidepressiva haben in unterschiedlich starker Ausprägung entweder eine sedierende (beruhigende), stimmungsaufhellende (antidepressive) oder eine antriebssteigernde Komponente. Zur Langzeitprophylaxe wird vor allem Lithium eingesetzt.

■ *Mittel der Wahl bei der Therapie der Depression ist die Gabe von Antidepressiva.*

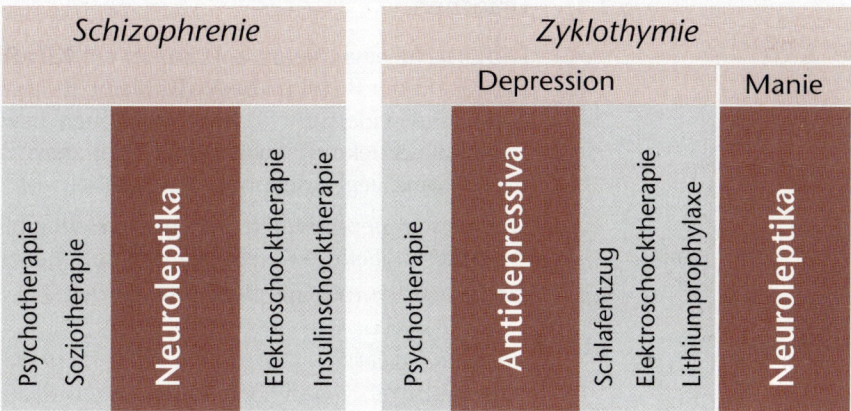

Abb. 49:
Haupttherapieformen der endogenen Psychosen

4.3. Schizoaffektive Psychosen (Mischpsychosen)

Schizoaffektive Psychosen sind Mischpsychosen, die gleichzeitig Symptome der Schizophrenie und Manie oder Depression zeigen. Sie verlaufen ebenfalls in Schüben und werden entsprechend ihrer im Vordergrund stehenden Symptomatik behandelt.

■ *Bei schizoaffektiven Psychosen liegen gleichzeitig Symptome der Schizophrenie und Zyklothymie vor.*

4.4. Sonstige Syndrome

In Einzelfällen kommt es zu wahnhaften Syndromen, ohne daß weitere Symptome einer Psychose vorliegen. Typische Beispiele sind:

- **Paranoia**: Patienten beziehen alles, was um sie herum passiert, auf sich (Beziehungswahn), bis hin zum Verfolgungswahn
- **Querulantenwahn**: rechthaberische Charakterzüge bis hin zum Grotesken

5 Neurosen und Persönlichkeitsstörungen

Neurosen und **Persönlichkeitsstörungen** gehören zu den sog. erlebnisreaktiven Erkrankungen, die in Zusammenhang mit persönlichen Erfahrungen oder Erlebnissen stehen. Die Übergänge von Persönlichkeitsstörungen zu den Neurosen sind fließend, nicht immer ist eine exakte Abgrenzung möglich.

Der ebenfalls häufig gebrauchte Begriff der **abnormen Erlebnisreaktionen** bezeichnet eine meist kurz dauernde inadäquate Reaktion auf einen Konflikt. Die Bezeichnung wird heute meist synonym mit dem Begriff der Neurose gebraucht.

5.1. Neurosen

Neurosen sind Erkrankungen, die durch ungenügende oder fehlerhafte Verarbeitung länger zurückreichender Konflikte entstehen. Die Verarbeitung des Konfliktes erfolgt in pathologischer Art und Weise und äußert sich in neurotischer Symptomatik.

5.1.1. Ursachen

Die Ursache einer Neurose ist immer ein **Konflikt**, wobei dem Betroffenen der Konflikt in der Regel **unbewußt** bleibt. Es kommt zu zwei scheinbar unvereinbaren und widersprüchlichen Situationen bzw. Bestrebungen, die einen Entscheidungsdruck zur Folge haben, der dem Betroffenen ebenfalls unbewußt bleibt. Somit liegt eine innere Zerissenheit vor.

Die meisten neurotischen Störungen reichen bis in die frühe **Kindheit** zurück. Besonders ungelöste Konflikte aus diesem Lebensabschnitt können die Entwicklung einer Neurose im reifen Alter fördern.

> *Konfliktsituation 1:*
> Die Eltern geben sich nach außen als christliche und fromme Bürger und drängen auch ihr Kind zu den entsprechenden Verhaltensweisen. Andererseits trinken sie aber heimlich und schlagen zuhause ihr Kind.
> *Konfliktsituation 2:*
> Fühlt ein Mensch sich von seiner Umwelt und seinem Rollenbewußtsein gedrängt, Karriere im Beruf zu machen, obwohl er lieber zu Hause seine Kinder erziehen würde, so entsteht ein Konflikt. Er muß entweder die Umwelt ignorieren oder den Wunsch nach einem harmonischen Zuhause verdrängen.

Andere Ursachen einer Neurose wie z.B. erbliche Veranlagungen treten demgegenüber in den Hintergrund.

■ *Ursache einer Neurose ist ein Konflikt.*

Von besonderer Bedeutung bei der Neurosenlehre ist die **Psychoanalyse** nach Freud, die verschiedene Phasen der kindlichen Entwicklung beschreibt. Störungen und Konflikte in diesen speziellen Lebensabschnitten führen zu typischen neurotischen Erkrankungen.

5.1.2. Phasen der kindlichen Triebentwicklung

Jedes Kind durchläuft in seiner persönlichen Entwicklung verschiedene Stadien, die Sigmund Freud in seiner Psychoanalyse beschrieben hat.

Orale Phase (1.-2. Lebensjahr)
Der **Mund** ist das zentrale Organ des Kindes, im Mittelpunkt steht die Nahrungsaufnahme. Der Lustgewinn erfolgt durch das Saugen. In dieser Phase der

totalen Abhängigkeit von der Mutter wird Urvertrauen, Sicherheit und Geborgenheit vermittelt. Störungen in diesem Lebensabschnitt können z.B. führen zu:

- depressiven Neurosen
- Suchterkrankungen
- Identitätsstörungen
- Antriebsstörungen

■ *Zentrales Organ der oralen Phase ist der Mund.*

Anale Phase (2.-4. Lebensjahr)

In der analen Phase konzentriert sich der Lustgewinn auf die **Ausscheidungsorgane** und -prozesse. In dieser Phase entwickeln sich die wesentlichen Schritte der **Körperbeherrschung** und das Selbswertgefühl. Typischerweise kommt es in dieser Zeit auch zum Auftreten der **Trotzphase**.

Störungen in diesem Lebensabschnitt, z.B. eine übertriebene Sauberkeitsentwicklung, können z.B. führen zu:

- pedantischen Verhaltensweisen
- Zwangsneurosen
- übertriebenem Machtstreben
- Sparsamkeit und Geiz

■ *Zentrales Organ der analen Phase sind die Ausscheidungsorgane.*

Ödipale Phase (4.-7. Lebensjahr)

In der ödipalen Phase konzentriert sich das Kind auf die Entdeckung der **Geschlechtsorgane**. Das gleichgeschlechtliche Elternteil wird als Rivale angesehen.

Störungen in diesem Lebensabschnitt können z.B. führen zu:

- sexuellen Störungen und Fehlentwicklungen
- hysterischen Neurosen
- Problemen mit dem Lebenspartner

■ *Zentrales Organ der ödipalen Phase sind die Geschlechtsorgane.*

Latenzzeit (7.-12. Lebensjahr)

In der Latenzzeit lernen die Kinder, Realität und Irrealität zu unterscheiden. Das Gefühl für Zeit, Maß und Raum entwickelt sich. Insgesamt sind die Kinder in diesem Lebensabschnitt weniger anfällig für psychische Störungen.

Pubertät (14.-18. Lebensjahr)

In der Pubertät vollzieht der Mensch den grundlegendsten Wandel in seiner Entwicklung. Charakteristisch ist die zunehmende, hormonell ausgelöste Triebspannung, die auch zu einer äußert großen Labilität führt.

Störungen in diesem Lebensabschnitt können z.B. führen zu:

- Magersucht
- Bulimie
- psychogener Fettsucht
- Depressionen

Adoleszenz (20.-30. Lebensjahr)

Beim Erwachsenwerden kommt es zur zunehmenden Übernahme von Selbstbestimmung und Verantwortung. Vereinzelt kann es zu Überforderungen kommen.

Störungen in diesem Lebensabschnitt können z.B. führen zu:

- Depressionen
- Antriebsmangel
- Zukunftsangst
- Aggressivität

5.1.3. Konfliktbewältigung und Abwehrmechanismen

Konflikte werden häufig fehlerhaft verarbeitet und durch verschiedene Mechanismen abgewehrt. Diese überwiegend **unbewußt** und automatisch auftretenden Abwehrmechanismen treten vor allem dann auf, wenn die Spannung eines Konfliktes zu groß wird. Es handelt sich allerdings um Scheinlösungen der Konflikte, die sich als nicht angemessene Verhaltensweisen zeigen und letztlich die Ausprägung von Neurosen fördern.

Zu den Abwehrmechsnismen gehören z.B. :

* **Verdrängung:** nicht vereinbare Impulse oder unangenehme Erfahrungen werden ins Unterbewußtsein verdrängt
* **Verleugnung**: Nicht-Wahr-Haben-Wollen eines Ereignisses (z.B. übermäßige Aktivität nach einem Herzinfarkt)
* **Verkehrung**: Wendung eines Sachverhaltes ins Gegenteil
* **Projektion**: Übertragung eigener Vorstellungen oder Impulse auf andere, dort dann Kritisierung (Sündenbock)
* **Verschiebung**: Bildung eines Ersatzobjektes, an dem Triebe dann frei ausgelassen werden können (z.B. Zertrümmerung eines Spielzeuges nach einem frustrierenden Erlebnis)
* **Sublimierung**: Umlagerung der Triebe auf ein höheres Ziel (z.B. Umsetzung von Frust in kreative Tätigkeit)
* **Regression**: Rückverlagerung der Libido auf ein frühes, meist kindliches Entwicklungsstadium (z.B. Babysprache bei Erwachsenen)

■ *Abwehrmechanismen sind fehlerhafte Konfliktverarbeitungen.*

5.1.4. Allgemeine Symptomatik

Bei den Neurosen kann man eine Reihe typischer Symptome beobachten, die je nach Neuroseform und zugrundeliegendem Konflikt in unterschiedlich starker Ausprägung auftreten. Typische Neurosesymptome sind:

* Phobien
* Zwänge
* Hypochondrie
* Entfremdung
* Erschöpfungssyndrome
* Abwehrmechanismen

Unspezifische Neurosesymptome sind z.B. Angst, Kontaktstörungen und funktionelle Organbeschwerden.

5.1.5. Formen der Neurose

Man unterscheidet Symptomneurosen von Charakterneurosen. Die **Symptomneurosen** weisen spezielle Symptome wie Angst, Phobie und Zwang auf. Im Gegensatz dazu sind **Charakterneurosen** durch neurotische Verhaltensweisen gekennzeichnet. Sie werden häufig auch zu den abnormen Persönlichkeitsstrukturen gezählt.

Als **Organneurose** werden Neurosen bezeichnet, bei denen neurotische Störungen sich in körperlichen Symptomen äußern. Sie zeigen sich in Form der psychosomatischen Erkrankungen.

Angstneurose

Angst besteht bei vielen neurotischen Störungen. Steht sie im Vordergrund, spricht man von einer Angstneurose. Die neurotische Angst bezieht sich dabei auf keine bestimmten Objekte oder Situationen, sondern dominiert als qualvolles Gefühl des Ausgeliefertseins, ohne daß die Angst näher definiert werden kann. Angstneurosen entstehen häufig bei Abhängigkeit von überstarken Schutzfiguren oder bei Trennungsängsten. Als **Paniksyndrom** wird eine Unterform der Angstneurose bezeichnet, bei der es zu Panikattacken mit körperlichen Symptomen wie Schwitzen, Zittern und Tachykardie kommt.

Therapie:

- Psychotherapie (Verhaltenstherapie)
- autogenes Training
- ggf. vorübergehend Psychopharmaka (sedierend)

Phobien

Phobien sind im Gegensatz zu Angstneurosen auf bestimmte reale Situationen oder Objekte bezogen. Prinzipiell kann jede Situation und jedes Objekt Ausgangspunkt für Phobien sein, wobei die Ängste für Gesunde nicht nachvollziehbar sind. Formen der Phobien sind:

- Klaustrophobie (Angst vor engen, geschlossenen Räumen)
- Akrophobie (Höhenangst)
- Platzangst (Angst vor großen Flächen oder Plätzen)
- Hypochondrie (Krankheitsangst, Angst vor Herzstillstand etc.)

Die Phobien führen zu einem Vermeidungsverhalten, bei denen der Betroffene versucht, die entsprechenden Situationen zu umgehen.

■ *Bei Phobien ist die Angst im Gegensatz zu den Angstneurosen an reale Objekte oder Situationen gebunden.*

Therapie:

- Psychotherapie
- ggf. sedierende Medikamente

Zwangsneurosen

Zwänge sind Zustände, bei denen sich immer wieder Handlungszwänge oder Denkinhalte dem Patienten aufdrängen. Trotz Einsicht in die Unsinnigkeit seines zwanghaften Handelns ist es dem Patienten nicht möglich, die zwanghafte Handlung zu unterlassen. Geht er den Zwängen nicht nach, stellt sich quälende Angst ein. Zwangsneurosen entstehen häufig auf dem Boden einer anankastischen Wesensart. Man unterscheidet:

- Zwangsgedanken
- Zwangshandlungen (Zählzwang, Waschzwang, Kontrollzwang)
- Zwangsimpulse

Beim Unterdrücken der Zwangssymptome stellt sich Angst ein, häufig kommt es zu begleitenden psychosomatischen Störungen.

■ *Beim Zwang kann der Patient trotz voller Einsicht in die Unsinnigkeit seines Handelns die zwanghafte Handlung nicht unterbrechen. Andernfalls stellt sich quälende Angst ein.*

Patienten mit Waschzwang waschen sich mitunter alle zehn Minuten die Hände, oft bis zur Verstümmelung der Hautoberfläche. Andere sind nicht fähig das Haus zu verlassen, da sie immer wieder den Gashahn kontrollieren müssen (Kontrollzwang).
Beim Zwangsimpuls kann sich z.B. immer wieder das Bedürfnis aufdrängen, jemanden mit dem Messer zu erstechen, ohne es aber zu tun.

Therapie:

- Psychotherapie
- ggf. Medikamente (Antidepressiva, Neuroleptika)

Hysterische Neurose (Konversionsneurose)

Bei der hysterischen Charakterneurose werden unbewältigte Konflikte ins Unbewußte verdrängt und kommen unverarbeitet als **körperliche** Krankheitssymptome wieder zutage. Diese Art der Verarbeitung nennt man **Konversion**, Frauen sind häufiger betroffen als Männer.

Klinik:

- Lähmungserscheinungen
- psychogene Blindheit oder Taubheit
- Erbrechen

Die Erscheinungen haben einen demonstrativen, dramatischen Charakter und lassen sich von organischen Erkrankungen meist gut abgrenzen.

Therapie:

- Psychoanalyse
- Verhaltenstherapie

Depressive Neurose

Die **depressive Neurose** ist die häufigste Ausprägung einer Neurose. Sie hat ihre Ursache in einem nicht verarbeiteten Konflikt, der meist länger zurückliegt. Hiervon abzugrenzen ist die **reaktive Depression** als abnorme Trauerreaktion, die auf einem aktuellen Anlaß beruht (z.B. Sterbefall, Arbeitsplatzverlust). Typische Symptome der neurotischen Depression sind:

- traurige Verstimmung mit Stimmungstiefs am Abend
- Suizidalität
- Antriebsminderung, Aggressionshemmung
- Einschlafstörungen
- Minderwertigkeitsgefühle Autoaggression (Aggression gegen sich selbst)
- Selbstvorwürfe
- Auslöser für psychosomatische Erkrankungen (z.B. Colitis ulcerosa)

Therapie:

- tiefenpsychologisch orientierte Psychotherapie
- Psychoanalyse
- Antidepressiva

■ *Die depressive Neurose ist die häufigste Neuroseform.*

Hypochondrische Neurose

Die Hypochondrie ist eine sachlich nicht begründbare Sorge um die Gesundheit einzelner Körperteile. Durch eine ängstliche Selbstbeobachtung werden immer neue vermeintliche Krankheitssymptome entdeckt. Psychoanalytisch wird hier die Konfliktverarbeitung auf das Körperinnere verlagert.

Klinik:

- Herzbeschwerden
- Magen-Darm-Trakt-Störungen
- Geschlechtsorganstörungen

Therapie:

- Psychotherapie
- medikamentöse Behandlung mit Psychopharmaka
- autogenes Training

5.2. Persönlichkeitsstörungen

Von Persönlichkeitsstörungen spricht man, wenn ein Persönlichkeitsmerkmal verhaltensauffälliger Personen so stark ausgeprägt ist, daß sich daraus Konflikte im täglichen Leben ergeben. Die Übergänge zu den Neurosen sind fließend, nicht immer ist eine exakte Abgrenzung möglich. Man bezeichnet die betroffenen Personen auch als **Psychopathen**. Bei etwa 5% der Bevölkerung besteht eine Persönlichkeitsstörung, die so stark ausgeprägt sein kann, daß eine normale soziale Integration nicht möglich ist.

Zu den Persönlichkeitsstörungen gehören:

- Hyperthyme Persönlichkeit
- Hysterische Persönlichkeit
- Anankastische Persönlichkeit
- Asthenische Persönlichkeit
- Depressive Persönlichkeit
- Querulatorische Persönlichkeit
- Schizoide Persönlichkeit
- Narzißtische Persönlichkeit
- Erregbare Persönlichkeit
- Borderline Persönlichkeit
- Sensitive Persönlichkeit
- Paranoide Persönlichkeit

Ursachen:

- genetische Faktoren (gehäuftes Auftreten bei genetisch Verwandten)
- soziales Umfeld und zurückliegende Konfliktreaktionen
- hirnorganische Störungen (leichtes HOPS)

Das Spektrum der therapeutischen Maßnahmen ist bei den Persönlichkeitsstörungen sehr gering. Trotzdem sollte eine stützende **Psychotherapie** und **Verhaltenstherapie** durchgeführt werden, die allerdings mangels fehlender Einsicht (Hyperthyme, Querulanten) oft nicht zum Erfolg führt. Günstigere und therapierbare Verläufe finden sich bei Depressiven, Schizoiden und Anankasten. Hysterische Patienten sollten in einer sachlichen Atmosphäre behandelt werden. Eine medikamentöse Behandlung ist nur in akuten Krisen erforderlich.

5.2.1. Hyperthyme Persönlichkeit

Hyperthymie bezeichnet den Zustand übermäßiger Aktivität und Extrovertiertheit (Nach-Außen-Gekehrt-Sein). Personen mit dieser Persönlichkeitsstörung fallen auf durch:

- oberflächlich fröhlich-heitere Grundstimmung
- Distanzlosigkeit, Redseligkeit
- Geltungsbedürfnis
- gesteigertes Temperament

5.2.2. Hysterische Persönlichkeit

Hysterische Persönlichkeiten wechseln je nach Ort und Anlaß ihr Verhalten, um im Mittelpunkt des Geschehens zu stehen. Sie fallen auf durch:

- Geltungs- und Erlebnissucht
- Dramatisierung und überzogene Darstellung erfundener oder tatsächlicher Begebenheiten
- intensives Kontaktbedürfnis
- demonstratives Leiden

5.2.3. Anankastische Persönlichkeit

Anankastische oder zwanghafte Persönlichkeiten sind Menschen, die in Dingen des täglichen Lebens eine übertriebene, perfektionistische Sorgfalt walten lassen. Sie fallen z.B. auf durch:

- streng festgelegte Tagesabläufe
- nach Größe sortierte und geradegerückte Bücher im Regal
- gleiche Abstände der Kleiderbügel
- übertriebene Sparsamkeit
- Eigensinn

5.2.4. Asthenische Persönlichkeit

Asthenische Persönlichkeiten sind rasch ermüdbar und leiden unter einem Mangel an Energie und Durchhaltevermögen. Sie fallen auf durch:

- Depressionen
- vegetative Labilität
- Mangel an Durchhaltevermögen

5.2.5. Depressive Persönlichkeit

Depressive Persönlichkeiten sind stille, in ihrer Stimmungslage traurige, oft pessimistisch eingestellte, niedergeschlagene Menschen. Bei ihnen steht eine pessimistisch-skeptische Lebenseinstellung und eine gedrückte Stimmungslage im Vordergrund.

5.2.6. Querulatorische Persönlichkeit

Querulanten sind streitbare, aggressive, unbelehrbare Menschen, deren Rechtsempfinden sich in pathologischer Weise verändert hat. Sie prozessieren ohne jedes Maß um vermeintliches Recht, um das sie sich betrogen fühlen. Querulanten sind rechthaberische Fanatiker und besonders häufig bei Nachbarschaftsstreitereien anzutreffen.

5.2.7. Schizoide Persönlichkeit

Menschen mit schizoider Persönlichkeitsstruktur haben Schwierigkeiten bei der zwischenmenschlichen Kontaktaufnahme. Sie empfinden häufig ein „Hin- und Hergerissensein". So verbirgt sich hinter der schroffen Fassade und dem äußerlich kühlen Wesen des Schizoiden eine Überempfindlichkeit und eine Verletzlichkeit, die in krassem Gegensatz zum Äußeren steht.

5.2.8. Narzißtische Persönlichkeit

Narzißtische Persönlichkeiten leiden unter einem übersteigerten Selbstwertgefühl und unrealistischen Größenphantasien. Sie streben ständig nach Aufmerksamkeit und Bewunderung und konzentrieren sich dabei völlig auf die eigene Person.

5.2.9. Erregbare Persönlichkeiten

Erregbare Persönlichkeiten sind jähzornig und neigen zu Wutausbrüchen bereits bei kleinsten Anlässen.

5.2.10. Borderline-Persönlichkeit

Borderline-Persönlichkeiten leiden unter einer ausgeprägten Instabilität des eigenen Persönlichkeitsbildes. Kennzeichnend sind Störungen der Stimmungslage und der zwischenmenschlichen Beziehungen. Borderline-Persönlichkeiten sind häufig schwer von den Schizophrenien abzugrenzen.

5.2.11. Sensitive Persönlichkeit

Sensitive oder selbstunsichere Persönlichkeiten zeigen sich in einem ausgeprägten Mangel an Selbstwertgefühl. Sie haben ein geringes Durchsetzungsvermögen und sprechen Ärger und Probleme selten offen an.

5.2.12. Paranoide Persönlichkeit

Paranoide Persönlichkeiten interpretieren alles, was um sie herum geschieht, als gegen sie selbst gerichtet. Sie sind mißtrauisch und fühlen sich ständig bedroht und ausgenutzt.

6 Sexuelle Störungen _____

Man unterscheidet **funktionelle** Sexualstörungen von sexuellen **Perversionen** (Deviationen, Abweichungen). Die funktionellen Störungen beeinflußen oder verhindern den Geschlechtsverkehr, die sexuellen Perversionen verändern das Erleben und die Art der Ausführung des Verkehrs.

6.1. Funktionelle Störungen

6.1.1. Funktionelle Störungen des Mannes

Der größte Teil funktioneller Störungen beim Mann ist psychoreaktiver Natur. Die meisten Störungen entstehen nicht aufgrund organischer Veränderungen, sondern durch psychische Auslöser wie:
- zwischenmenschliche Beziehungsstörungen
- sexuelle Unerfahrenheit
- libidinöse Bindungen an die Mutter
- Partnerschaftsprobleme
- unbewußte Ängste (z.B. Versagensängste)

Daneben können aber auch organische Grunderkrankungen wie chronischer Alkoholismus, Tabletteneinnahme, Diabetes mellitus oder eine Querschnittslähmung zu funktionellen Störungen führen. Die funktionellen Störungen des Mannes treten auf als Störungen der Erektion oder Ejakulation.

Erektionsstörungen (Impotentia coeundi)

Erektionsstörungen sind weit verbreitet und resultieren meist aus einer Erwartungsspannung bei sexuell unerfahrenen Männern. Aus Angst zu versagen (Erwartungsangst) kommt es erst gar nicht zur Erektion oder nur zur Teilerektion.

■ *Versagensängste sind die häufigste Ursache für funktionelle Sexualstörungen des Mannes.*

Ejakulationsstörungen

Die Ejakulation ist der Samenerguß als Zeichen des sexuellen Höhepunkts. Die Ejakulation kann wie folgt gestört sein:
- Ejaculatio retarda: Verzögerung oder Ausbleiben des Samenergusses
- Ejaculatio praecox: zu früher Samenerguß, meist noch vor dem Eindringen des Penis

6.1.2. Funktionelle Störungen der Frau

Bei Frauen äußern sich sexuelle Funktionsstörungen hauptsächlich in einem gestörten Lustempfinden oder einer fehlenden Orgasmusfähigkeit. Ursachen sind ähnlich denen des Mannes. Häufig liegen traumatische Kindheits- oder Jugenderlebnisse zugrunde. Es kommt beim Geschlechtsverkehr zu Scheidenkrämpfen (**Vaginismus**), Ekelgefühlen und zur Orgasmusunfähigkeit (**Anorgasmie**).

Eine Hypersexualität beschreibt den übermäßigen Wunsch nach häufigem Geschlechtsverkehr. Sie wird bei der Frau als **Nymphomanie**, beim Mann als **Satyriasis** bezeichnet. Dabei kommt es aber infolge verminderter Erlebnisfähigkeit regelmäßig zur Enttäuschung.

Therapie:

Die Therapie sexueller Funktionsstörungen ist häufig schwierig und langwierig. Immer sollten beide Partner miteinbezogen werden. Bekanntestes Therapieverfahren ist die symptomorientierte **Verhaltenstherapie** nach Masters und Johnson.

6.2.   Sexuelle Perversionen

Unter Perversion (Deviationen) versteht man eine krankhafte Abweichung des Geschlechtstriebes. Dabei kann sich das abweichende sexuelle Verhalten in der Wahl des Partners oder der Abwandlung des Sexualaktes zeigen. Dabei ist der Übergang zwischen noch normalen und schon perversen Sexualpraktiken fließend und auch vom Kulturkreis und dem einzelnen Individuum abhängig.

Pervers im engeren Sinn bezieht sich auf solche Praktiken, bei denen der Geschlechtsverkehr nicht mehr auf die Befriedigung partnerschaftlicher Wünsche und Neigungen abzielt, sondern ein egoistisches Triebziel erreicht werden soll. Zu den Perversionen gehören:

- Pädophilie
- Sadismus/Masochismus
- Sodomie
- Nekrophilie
- Fetischismus
- Exhibitionismus
- Kleptomanie

6.2.1.   Pädophilie

Pädophilie ist die Neigung, mit **Kindern** (Jungen wie Mädchen) geschlechtlich zu verkehren. Dabei sind Pädophile im allgemeinen schwache, praktisch nie zu Aggressivität neigende Personen. In den meisten Fällen handelt es sich um Männer. Werden ausschließlich Knaben bevorzugt, spricht man von Päderastie.

6.2.2.   Sadismus/Masochismus

Sadismus ist das Zufügen von Schmerz, Masochismus das Erleiden von **Schmerz**, verbunden mit gleichzeitiger Lustbefriedigung und Erregung. Diese Form der sexuellen Befriedigung muß nicht pathologisch sein, solange die Partner übereinstimmen und die Praktiken auf den Geschlechtsakt bezogen bleiben.

6.2.3.   Sodomie

Der Geschlechtsverkehr mit **Tieren** wird hauptsächlich bei geistig Behinderten, Schwachsinnigen, einsamen Hirten und Landarbeitern (mit Schafen) sowie bei verhaltensgestörten weiblichen Personen (mit Hunden) beobachtet. Häufig geht es um eine Ersatzbefriedigung in Ermangelung eines Partners.

6.2.4.   Nekrophilie

Der meist männliche Nekrophile findet Befriedigung beim Verkehr mit einer meist weiblichen **Leiche**.

6.2.5.   Fetischismus

Ein Fetisch ist ein **Objekt** der Verehrung. Fetischismus ist eine sexuelle Anomalie, bei der es zur sexuellen Stimulation und Befriedigung durch Gegenstände (meist Kleidungsstücke, Haarlocken, Schuhe o.a.) kommt. Das Triebziel ist nicht der Geschlechtsverkehr mit dem ursprünglichen Besitzer der Gegenstände, sondern das Onanieren mit dem Fetisch.

6.2.6.   Exhibitionismus

Exhibitionisten zeigen ihr **entblößtes Genitale** vor Frauen und Kindern. Es kann zu begleitendem Masturbieren kommen. Ziel ist es, bei den Opfern eine heftige Reaktion - in Form von Schreck oder Angst - auszulösen. Dem echten Exhibitionisten reicht dies zur Triebentladung, Zudringlichkeiten sind selten.

6.2.7.   Kleptomanie

Bei dieser bei Frauen häufigeren Perversion entstehen im Moment des **Stehlens** von Gegenständen Gefühlswallungen, die denen eines Orgasmus ähneln.

7 Schwachsinn und Verblödung

Intellektuelle Behinderungen sind relativ häufig. Sie sind von unterschiedlicher Ausprägung und Ursache. Prinzipiell unterscheidet man:

- **Oligophrenie** (Schwachsinn): angeborene Minderung der intellektuellen Fähigkeiten
- **Demenz** (Verblödung): erworbene Minderung der intellektuellen Fähigkeiten

7.1. Schwachsinn (Oligophrenie)

Unter Schwachsinn (Oligophrenie) versteht man einen angeborenen oder in frühester Zeit erworbenen Mangel an Intelligenz bzw. psychischen Fähigkeiten.

Ursachen:

- multifaktorielle Vererbung
- Chromosomenanomalien (z.B. Mongolismus)
- Stoffwechselstörungen (z.B. angeborene Unterfunktion der Schilddrüse, Phenylketonurie)
- Sauerstoffmangel während Schwangerschaft oder Geburt
- Infektionen oder schädliche Einflüsse während Schwangerschaft oder Geburt (z.B. Toxoplasmose, Alkohol, Drogen)

Es gibt unterschiedliche **Schweregrade** der Oligophrenie, die mit Hilfe des Intelligenzquotienten eingeteilt werden. Die Norm ist ein IQ von 100, über 120 zeugt von hoher Intelligenz. Ausschlaggebend für die Diagnose ist allerdings nicht nur der Meßwert, sondern auch die Verhaltensweise der betreffenden Person. Man unterscheidet:

- **Debilität**
- **Imbezillität**
- **Idiotie**

■ *Intelligenz ist die Fähigkeit, auf unerwartete Situationen und Probleme schnell und sinnvoll zu reagieren.*

Therapie:

Ist es zu einer Schädigung des Gehirns und seiner Funktionen gekommen, wird die Therapie **heilpädagogischer** und damit unterstützender Natur sein. Eine echte Heilung mit voller Wiederherstellung der intellektuellen Leistungsfähigkeit ist nicht mehr zu erwarten. Vielmehr ist permanentes Training der verbliebenen geistigen Fähigkeiten wichtig, um einem weiteren Abbau vorzubeugen. Bewegungsstörungen werden mit **Krankengymnastik** behandelt.

7.1.1. Debilität

Die Debilität ist mit einem IQ von 50-70 die leichteste und häufigste Form des Schwachsinns. Eine Schulbildung auf einer Sonderschule für Lernbehinderte ist meistens möglich, ein einfacher Handwerksberuf an einem beschützten Arbeitsplatz kann in der Regel ausgeübt werden. Etwa 3-4% der Bevölkerung sind betroffen.

7.1.2. Imbezillität

Die Imbezillität beschreibt mit einem IQ von 35-50 einen mittleren Grad des Schwachsinns. Den Patienten ist es unmöglich, sich im täglichen Leben allein zurechtzufinden. Sie können lediglich unter Anleitung einfache Arbeiten, z.B. im Garten ausführen. Die sprachliche Ausdrucksweise ist stark eingeschränkt. Etwa 0,5% der Bevölkerung ist betroffen.

7.1.3. Idiotie

Idiotie ist mit einem IQ unter 35 die schwerste Form des Schwachsinns. Die Patienten erlernen keine Sprache, sind komplett hilfs- bzw. pflegebedürftig und können kaum normale soziale Kontakte entwickeln. Etwa 0,25% der Bevölkerung ist betroffen.

7.2. Verblödung (Demenz)

Demenz (Verblödung) ist im Gegensatz zur Oligophrenie eine erworbene Form der geistigen Behinderung, meist durch organische Hirnerkrankungen ausgelöst.

Ursachen:

- erblich-degenerativ (z.B. Chorea Huntington, M. Alzheimer)
- Stoffwechselstörungen (Friedreich-Erkrankung)

Therapie:

Die Therapie zielt immer auf die Behandlung des Grundleidens. Zumeist sind auch hier nur unterstützende pädagogische Maßnahmen möglich.

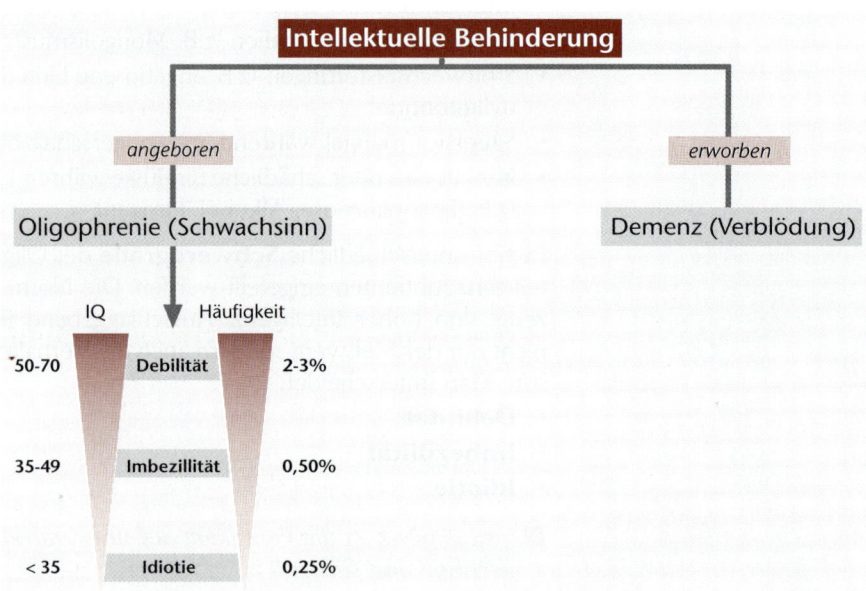

Abb. 50:
Intellektuelle
Behinderungen

Mißbrauch und Abhängigkeit

Unter einer **Sucht** (Abhängigkeit) versteht man ein nicht zu unterdrückendes Verlangen nach einer suchtauslösenden Substanz. Die WHO spricht heute nur noch von **Abhängigkeit**. Eine Abhängigkeit kann sich dabei nicht nur auf bestimmte Stoffe, sondern auch bestimmte Handlungen wie z.B. Arbeit, Sexualität, Glücksspiel oder Sport beziehen.

Man unterscheidet eine **psychische** und **physische** (körperliche) Abhängigkeit. Bei der psychischen Abhängigkkeit führt ein Entzug von dem Suchtmittel zu starkem Unbehagen, Mißbefinden, Angst und dem Gefühl des Nichtaufhörenkönnens. Bei der physischen Abhängigkeit kommt es dagegen zu teilweise schweren körperlichen Entzugserscheinungen, die nur durch erneute Zufuhr des Suchtmittels zu beheben sind.

■ *Man unterscheidet eine psychische und physische Abhängigkeit. Die physische Abhängigkeit geht mit schweren körperlichen Entzugssymptomen einher.*

Entwicklung einer Abhängigkeit:

Eine Abhängigkeit entwickelt sich in der Regel über folgende Stadien:
* **Mißbrauch** (übermäßiger Konsum von Suchtmitteln)
* **Gewöhnung** durch häufigen Gebrauch
* **Abhängigkeit** mit ständiger Dosissteigerung, um eine gleichbleibende Wirkung zu erreichen

Ursachen einer Abhängigkeit:

* Belastungs- und Konfliktsituationen, in denen das Suchtmittel eine gewisse Erleichterung verschafft
* psychosoziale Reifestörung mit fehlender Frustrationstoleranz

Kriterien der Abhängigkeit:

In Anlehnung an die WHO spricht man dann von einer Sucht, wenn die folgenden Kriterien erfüllt sind:
* übermächtiger Wunsch, die Substanz einzunehmen oder eine Handlung durchzuführen
* Dosissteigerung bzw. Tendenz dazu (Gewöhnungseffekt)
* psychische oder physische Abhängigkeit von der Substanz
* Entzugssymptomatik nach Absetzen der Substanz
* schädliche Auswirkungen für den Süchtigen und die Gesellschaft
* Versuch, die Substanz mit allen Mitteln zu beschaffen

Verbunden mit dem Suchtleiden sind oft sozialer Abstieg, vermehrtes Auftreten von Krankheiten durch Schwächung der körpereigenen Abwehrkräfte, Entzugsprobleme und Schwierigkeiten bei der Wiedereingliederung in die Berufswelt.

Formen der Abhängigkeit:

Die WHO teilt in verschiedene Arten der stoffgebundenen Abhängigkeit ein:
* Morphin-Typ (Morphin, Heroin)
* Kokain-Typ (Kokain)
* Cannabis-Typ (Marihuana, Haschisch)
* Amphetamin-Typ (Captagon)
* Barbiturat-Typ (Barbiturate, Benzodiazepine)
* Alkohol-Typ
* Halluzinogen-Typ (LSD)
* Khat-Typ
* Opiat-Antagonist-Typ

8.1. Alkoholismus

Die Alkoholsucht ist in Europa das größte Suchtproblem überhaupt. Es gibt in Deutschland knapp 2 Millionen behandlungsbedürftige Alkoholiker, Männer sind ca. dreimal so häufig betroffen wie Frauen. Der Alkoholismus findet sich in allen sozialen Schichten.

Hauptproblem beim Alkoholismus ist, daß das Trinken von Alkohol gesellschaftlich sanktioniert ist, und somit zu Beginn der Erkrankung jegliches Schuldbewußtsein ausgeschaltet ist. Bereits in der Familie werden die Jugendlichen an den Alkoholkonsum herangeführt. Mehr als die Hälfte der Jugendlichen haben über die Eltern bereits regelmäßigen Kontakt mit Alkohol.

■ *Der volkswirtschaftliche Schaden durch die Alkoholsucht mit allen Folgen liegt bei ca. 50 Milliarden Mark.*

Ursachen:

• Versagensängste in Beruf und Familie
• Probleme bei der Verarbeitung seelischer Konfliktsituationen
• Angstlösung, Enthemmung, Kontaktförderung
• Geltungssucht und Angabe
• Alkohol als Einschlafhilfe
• unkritischer Alkoholkonsum bei fehlendem Schädigungsbewußtsein

Ziel des Alkoholkonsums ist in der Regel eine Betäubung der Sinne, um eine Loslösung von Problemen zu erreichen.

8.1.1. Typen des Alkoholismus

Nach **Jellinek** werden fünf Alkoholikertypen unterschieden. Es wird eine Unterscheidung bezüglich des Trinkverhaltens und der Fähigkeit zur Selbstkontrolle getroffen. Lediglich beim Gamma- und Delta-Typ liegt eine echte Abhängigkeit vor, die anderen Trinkertypen sind als gefährdete Vorstufen zu betrachten.

Alpha-Trinker

Der Alpha-Trinker ist ein Konflikt- oder Erleichterungstrinker. Er ist gekennzeichnet durch:
• zeitweilige psychische Abhängigkeit
• keine körperliche Abhängigkeit
• kein Kontrollverlust, fähig zur Abstinenz

■ *Der Alpha-Trinker ist ein „Konflikt-Trinker". Er ist jederzeit in der Lage zur Abstinenz.*

Beta-Trinker

Der Beta-Trinker ist ein Gelegenheitstrinker. Er ist gekennzeichnet durch:
• übermäßigen Alkoholkonsum zu gewissen Gelegenheiten (Wochenende, Feste)
• keinen regelmäßigen Alkoholkonsum
• weder psychische noch körperliche Abhängigkeit

■ *Der Beta-Trinker ist der typische „Wochenendtrinker".*

Gamma-Trinker

Der Gamma-Trinker ist ein süchtiger Trinker. Er ist gekennzeichnet durch:
• fehlende Kontrolle über den Alkoholkonsum
• psychische und körperliche Abhängigkeit
• zeitweise Abstinenz möglich, jedoch schwere Abstinenzsymptome

■ *Beim Gamma-Trinker liegt bereits eine Sucht vor.*

Delta-Trinker

Der Delta-Trinker ist ein süchtiger Gewohnheitstrinker. Er ist gekennzeichnet durch:

* keinen Kontrollverlust über den Alkoholkonsum, jedoch ständig unter Alkoholeinfluß (häufig für die Umwelt unbemerkt)
* praktisch täglichen Alkoholkonsum
* Unfähigkeit zur Abstinenz

■ *Der Delta-Trinker ist der typische „Gewohnheitstrinker", der jeden Tag seinen Alkoholpegel braucht. Er erfüllt die Kriterien einer Sucht.*

Epsilon-Trinker

Der Epsilon-Trinker ist ein episodischer Trinker. Er ist gekennzeichnet durch:

* übermäßigen, episodischen Alkoholkonsum (Exzesse) für Tage bis Wochen
* keinen regelmäßigen Alkoholkonsum
* phasenweise kein Alkoholgenuß

■ *Der Epsilon-Trinker ist der typische „Quartalssäufer". Er hat Phasen ohne Alkoholkonsum.*

Typ	Typisierung	Abhängigkeit	Suchtkennzeichen
Alpha-Typ	Konflikttrinker	nur psychisch	kein Kontrollverlust, Abstinenz möglich
Beta-Typ	Gelegenheitstrinker	keine	kein Kontrollverlust, Abstinenz möglich
Gamma-Typ	süchtiger Trinker	zuerst psychisch, dann physisch	Kontrollverlust, Abstinenz aber möglich
Delta-Typ	Gewohnheitstrinker	physisch	kein Kontrollverlust, aber keine Abstinenz möglich
Epsilon-Typ	Quartalssäufer	psychisch	Kontrollverlust, aber Abstinenz möglich

*Tab. 7:
Alkoholikertypen nach
Jellinek*

8.1.2. Verlauf des Alkoholismus

Die Alkoholkrankheit verläuft langwierig und beginnt oft schleichend und von der Umwelt unbemerkt. Der erste Schritt ist häufig das Trinken in **Konfliktsituationen**, in denen der Alkohol als Problemlöser benutzt wird. Danach kommt es nach Jellinek zu drei charakteristischen Phasen.

Prodromalphase

Die Prodromalphase zeigt charakteristische Anzeichen einer beginnenden Alkoholabhängigkeit, die allerdings selbst von nächsten Angehörigen oft fehlgedeutet werden:

* heimliches und gieriges Trinken
* dauerndes Denken an Alkohol, Schuldgefühle nach dem Trinken
* Neigung zu Ausreden und Bagatellisieren des Trinkens
* Kontrollverlust nach dem ersten Glas
* Vermeiden von Gesprächen über Alkohol

Kritische Phase

In der kritischen Phase zeigen sich Symptome der echten Alkoholabhängigkeit:

* Einengung des Denkens auf den Alkohol, Interessensverlust
* schwere Gedächtnislücken
* Anlegen eines Alkoholvorrates
* schwere soziale Komplikationen wie Fernbleiben von der Arbeit
* Vernachlässigung von Familie und Freunden, sozialer Rückzug
* Trinken mit Menschen aus tieferen sozialen Schichten

Chronische Phase

In der chronischen Phase kommt es zu schwersten, langdauernden Symptomen:

- Trinken am Morgen
- schwere Entzugserscheinungen
- Trinken minderwertigen Alkohols
- Verlust ethischer Werte
- lange Räusche
- zeitweise Desorientiertheit und Angstzustände
- beginnende körperliche Schäden

Das Vollbild des Alkoholismus hat schwere soziale, psychische und körperliche Folgen, die mit zunehmender Dauer immer mehr zum Tragen kommen. Typische **soziale** Folgen sind:

- Ehekrisen
- Arbeitsplatzverlust
- Betrug

Zu den **psychischen** Folgen gehören:

- Konzentrationsstörungen
- Wesensveränderungen
- Depressionen mit Selbstmordgefahr
- Eifersuchtswahn
- Delir

Zu den vor allem im fortgeschrittenen Stadium nachweisbaren **körperlichen** Schäden gehören:

- Zittern, motorische Störungen
- Leberzirrhose
- Pankreatitis
- Herzmuskelschäden
- Hirnschäden mit zerebralen Krampfanfällen
- Magengeschwüre
- Muskelatrophien

8.1.3. Therapie des Alkoholismus

Beim therapiewilligen, alkoholabhängigen Patienten ist der erste therapeutische Schritt der stationäre **Entzug**. Anschließend tritt die Phase der **Entwöhnung** und der Nachsorge mit **Wiedereingliederungsmaßnahmen** in die Gesellschaft ein. Eine ganze Reihe von Hilfsorganisationen (Anonyme Alkoholiker, Blaues Kreuz, Kreuzbund) helfen bei diesem letzten Abschnitt der Therapie.

8.2. Medikamenten- und Drogenabhängigkeit

Medikamente und Drogen können ebenfalls eine psychische und physische Abhängigkeit verursachen, wobei die in Frage kommenden Medikamente nach WHO zu den Drogen gezählt werden.

Die Medikamentensucht nimmt unter den Abhängigkeiten einen immer größeren Stellenwert ein, wobei die Dunkelziffer sehr hoch ist. Liegt eine Abhängigkeit an mehreren Medikamenten vor, spricht man von einer **Polytoxikomanie**. Das kritiklose Verschreiben von Schlaf- und Schmerzmitteln und die durch Werbung vermittelte Meinung, daß Tabletten die Leistungsfähigkeit nicht beeinflussen, tragen dabei zur Verschärfung der Problematik bei.

8.2.1. Schlafmittel und Tranquilizer

Schlafmittel und Tranquilizer werden häufig kritiklos verschrieben, ohne auf auslösende Ursachen der Schlaflosigkeit einzugehen. Schlafmittel wirken dämpfend auf das Bewußtsein, einschlaffördernd und können zu psychischer wie auch physischer Abhängigkeit führen. Tranquilizer wirken angstlösend, entspannend und einschlaffördernd. Sie führen nach längerer Einnahme ebenfalls zur psychischen und physischen Abhängigkeit, wobei aber das Suchtpotential der Tranquilizer erheblich niedriger ist als das der Barbiturate.

Substanzgruppen:

- Barbiturate, z.B. Neodorm®
- Benzodiazepine, z.B. Valium®
- Thiazole, z.B. Distraneurin®

■ *Schlafmittel dürfen nur mit strenger Indikation, in geringer Menge und für kurze Zeit verschrieben werden.*

8.2.2. Schmerzmittel

Auch von Schmerzmitteln (Analgetika) geht die Gefahr der Suchtentstehung aus, insbesondere wenn Analgetika mit Coffein (psychisch stimulierend) oder Barbituraten (euphorisierend) kombiniert werden. Typische Kombinationspräparate mit Suchtpotential sind z.B.:

- Thomapyrin®
- Quadronal®
- Vivimed®
- Optalidon®

8.2.3. Opiate

Die wichtigsten Vertreter der Opiate sind das Heroin, Morphium, Opium und das Codein. Daneben gibt es noch eine Reihe weiterer, synthetisch hergestellter Opiate mit gleicher oder stärkerer Wirkung wie z.B.:

- Pethidin (Dolantin®)
- Methadon (Polamidon®)
- Pentazocin (Fortral®)

Wirkungen:

- Euphorie
- Schmerzdämpfung
- Schläfrigkeit
- Wesensveränderungen
- Miosis, Blutdruckabfall, Bradykardie (Parasympathicuswirkungen)

Die Opiate, die praktisch alle unter das **Betäubungsmittelgesetz** fallen, führen - außer bei kontrollierter therapeutischer Anwendung - sehr schnell zur Gewöhnung, Dosissteigerung und Abhängigkeit. Dabei ist vor allem das **Heroin** von Bedeutung, das wegen seines ausgeprägten Suchtpotentials gefürchtet ist. Bereits 1-2 Injektionen führen hier zur Abhängigkeit.

■ *Heroin hat das höchste Suchtpotential aller Drogen. Schon das einmalige „Probieren" von Heroin hat eine Sucht mit all ihren Konsequenzen zur Folge.*

Langzeitfolgen einer Heroinabhängigkeit:

- körperlicher Verfall
- sozialer Abstieg mit Prostitution und Beschaffungskriminalität

Bei einem Entzug von der Droge kommt es nach 24 Stunden zu massiven **Entzugserscheinungen**, die bis zu 2 Wochen anhalten können:

- Unruhe, Angst und Panikattacken
- Übelkeit, Erbrechen
- Bauchkrämpfe, Durchfälle
- Schweißausbrüche
- Kreislaufkollaps

Therapie:

- stationärer **Entzug** mit anschließender **Langzeitentwöhnung**
- evtl. therapeutische Wohngemeinschaften
- evtl. Aufnahme in ein Methadonprogramm (kontrollierte Abgabe)

Die Entwöhnungen haben eine sehr hohe Rückfallquote. Die Aufnahme in das **Methadonprogramm** hat vielen Abhängigen wieder ein sozial geregeltes Leben ermöglicht, da der Teufelskreis aus Sucht und Beschaffungskriminalität durchbrochen wurde. Da Methadon selbst süchtig macht, erfolgt dadurch allerdings keine Heilung von der Sucht.

8.2.4. Cannabis

Aus der Cannabis-Pflanze werden **Haschisch** (Harz der Blütenspitze) oder **Marihuana** (Blätter und Blüten) gewonnen. Cannabis wird entweder geraucht oder als Tee bzw. anderen Nahrungsmitteln beigemengt eingenommen. Die dämpfenden (Entspannung, Apathie) sowie anregenden und euphorischen Wirkungen (Phantasieaktivierung) stellen sich nach oraler Aufnahme später ein als nach Inhalation.

Die Abhängigkeit ist lediglich **psychischer** Natur, da sich das Verlangen nach Apathie und zufriedener Gleichgültigkeit immer wieder einstellen wird. Pharmakologisch ist Cannabis unbedenklich, Problem ist die Rolle als Einstiegsdroge.

■ *Cannabis führt nur zur psychischen Abhängigkeit.*

8.2.5. Halluzinogene

Zu den Halluzinogenen gehören das **LSD**, Mescalin und auch das Kokain. Hauptsymptome der zur psychischen Abhängigkeit führenden Halluzinogene sind **Halluzinationen**, Phantasien und Euphorie.

Nach meist oraler Aufnahme kommt es zu sympathomimetischen Reaktionen (weite Pupillen, Steigerung der Herzfrequenz). In der Frühphase wechseln Euphorie und Dysphorie, später kommt es zu Halluzinationen und Illusionen. Die Gefahr liegt in der verlorenen Selbstkontrolle und der Überschätzung der eigenen Leistungsfähigkeit. Die Patienten sind beispielsweise davon überzeugt, fliegen zu können, und stürzen sich aus dem Fenster.

8.2.6. Kokain

Kokain, hauptsächlich angebaut in einigen mittel- und südamerikanischen Ländern, wird aus dem Kokastrauch gewonnen. Der in den Blättern enthaltene Wirkstoff führt zur **Euphorie** mit vermeintlicher Leistungssteigerung, Reduktion des Müdigkeitsgefühls sowie zu Glücksgefühlen. Kokain kann geschnupft, getrunken oder wie bei den Indios, mit Pottasche gemischt, gekaut werden.

Die nach dem Rausch sich einstellende depressive Verstimmung mit Aggressionstendenzen weckt das Verlangen nach erneuter Einnahme (psychische Abhängigkeit). Eine physische Abhängigkeit entwickelt sich allerdings nicht.

8.2.7. Amphetamine

Das Amphetamin ist ein chemischer Verwandter des Adrenalins, also des „Streßhormons" im menschlichen Körper. Es bewirkt eine Beseitigung von Müdigkeit und eine kurzzeitige Optimierung der Leistungsfähigkeit.

Die objektiv nachweisbare Leistungsfähigkeit ist allerdings geringer als die unter Amphetamingabe subjektiv empfundene. Eine körperliche Abhängigkeit stellt sich nicht ein, wohl aber eine psychische. Nach Abklingen der Wirkung kommt es zum totalen Zusammenbruch mit Schlafdrang. Zu den Amphetaminen gehören z.B. das Captagon.

Zu den Amphetaminen im weiteren Sinne kann man auch das **Ecstasy** zählen, ein aus Amphetamin und Meskalin synthetisch hergestelltes Psychostimulanz. Ecstasy hebt die Stimmung, baut Ängste ab und wird häufig als aufputschende Droge in Discotheken benutzt.

9 Therapieformen in der Psychiatrie

Wir unterscheiden somatische (körperliche) und psychotherapeutische Behandlungsstrategien der psychiatrischen Krankheitsbilder. Häufig werden beide Methoden kombiniert angewandt.

Somatische Behandlungsmethoden:

- medikamentöse Therapie
- Elektrokrampfbehandlung
- Schlafentzug

Psychotherapeutische Behandlungsmethoden:

- Psychoanalyse
- Verhaltenstherapie
- Gesprächstherapie
- Soziotherapie
- Suggestive Verfahren
- Beschäftigungstherapie

9.1. Medikamentöse Therapie

Medikamente, die zur Behandlung von psychischen Störungen eingesetzt werden, werden als **Psychopharmaka** bezeichnet. Sie beeinflussen verschiedene Neurotransmitter im ZNS und bewirken so eine Änderung der psychischen Funktionen. Je nach Wirkung werden die Psychopharmaka in verschiedene Medikamentengruppen eingeteilt:

- Neuroleptika
- Antidepressiva
- Tranquillanzien
- Stimulantien

9.1.1. Neuroleptika

Neuroleptika sind antipsychotisch wirksame Medikamente. Ihr Hauptanwendungsgebiet sind **Psychosen** (z.B. Schizophrenie) und **Erregungszustände** (z.B. Manie). Ziel der Behandlung mit Neuroleptika ist es, die Patienten von ihren psychotischen Symptomen (z.B. Wahnvorstellungen, Halluzinationen) zu distanzieren und eine Krankheitseinsicht zu erreichen, die Grundlage einer weiteren Therapie ist.

■ *Neuroleptika wirken antipsychotisch.*

Indikationen:

- Schizophrenien
- Wahrnehmungsstörungen (z.B. Halluzinationen)
- inhaltliche Denkstörungen (z.B. Wahn)
- Antriebsstörungen

■ *Hauptanwendungsgebiet der Neuroleptika sind die Psychosen.*

Wirkungen:

- Blockade der Dopaminrezeptoren (auch Auslöser für die Nebenwirkungen)
- anticholinerge Wirkung (ACh-Rezeptorblockade)
- antiemetische Wirkung durch direkten Angriff am Brechzentrum

Nebenwirkungen:

- **vegetative** Nebenwirkungen: Blutdruckabfall mit Tachykardie, Mundtrokkenheit, Schwitzen, Speichelfluß
- **extrapyramidale** Nebenwirkungen: Frühdyskinesien mit Zungen-Schlund-Krämpfen und Sprechstörungen, parkinsonähnliche Symptome, Spätdyskinesien mit unwillkürlichen Bewegungen
- verminderte Libido
- Zyklusstörungen
- erhöhte Prolaktinausschüttung
- erhöhte Krampfbereitschaft
- erhöhtes Thromboserisiko
- Blutbildveränderungen
- Gallenstau (Cholestase, ca.1%)

Die für Neuroleptika charakteristischen extrapyramidal-motorischen Nebenwirkungen lassen sich durch die Gabe von Biperiden (Akineton®) sofort und wirkungsvoll behandeln.

Einteilung:

Verschiedene Neuroleptika haben ein unterschiedliches Wirkspektrum und Wirkstärke und werden je nach erwünschtem klinisch-therapeutischen Effekt eingesetzt:

- **schwach potente** Neuroleptika (z.B. Truxal®, Neurocil®): wirken schwach antipsychotisch und stark sedierend; sie werden bei starker innerer Erregung verabreicht
- **stark potente** Neuroleptika (z.B. Haldol®, Triperidol®): wirken stark antipsychotisch und schwach sedierend; sie werden bei starken psychotischen Symptomen gegeben

9.1.2. Antidepressiva

Antidepressiva (Thymoleptika) sind Medikamente, die über verschiedene pharmakologische Mechanismen zur Veränderung der Stimmung führen. Man unterscheidet je nach Wirkweise und chemischem Bau:

- **Tri- und tetrazyklische Antidepressiva**: Hemmung der Wiederaufnahme des Noradrenalins in die präsynaptischen Vesikel, dadurch Erhöhung der Katecholaminkonzentration
- **MAO-Hemmstoffe**: Hemmung des Abbaus der Neurotransmitter Noradrenalin und Serotonin
- **Selektive Serotonin-Wiederaufnahmehemmer**: Hemmung der Serotonin-Wiederaufnahme im synaptischen Spalt

Wirkprofil:

- stimmungsaufhellend
- angstlösend
- antriebsdämpfend oder -steigernd

Dabei sind die einzelnen Wirkungen je nach Substanz unterschiedlich gewichtet und müssen nach den im Vordergrund stehenden Symptomen entsprechend eingesetzt werden. Während z.B. Amitriptylin (Saroten®) vor allem sedierend und antriebsdämpfend wirkt, führt die Einnahme von Desipramin (Pertofran®) zur Antriebsteigerung.

Indikationen:

- endogene Depression
- reaktive Depression
- Antriebsmangel
- Angststörungen
- Phobien

Nebenwirkungen:

- vegetative Nebenwirkungen (Mundtrockenheit, Harnverhalt, Müdigkeit, Obstipation, Glaukom)
- Blutbildveränderungen
- erhöhte Krampfbereitschaft

Zu Beginn einer Behandlung mit Antidepressiva muß auf eine erhöhte **Suizidalität** geachtet werden, da bei einigen Substanzen die Antriebssteigerung vor der Stimmungsaufhellung einsetzt. Der Antrieb, der dann bisher zum Suizid gefehlt hat, ist plötzlich vorhanden.

9.1.3. Tranquillanzien

Tranquillanzien (Tranquilizer) sind Substanzen, die dämpfend auf die Psyche wirken, ohne einen antipsychotischen Effekt zu besitzen. So werden Ängste und Spannungen gemindert (anxiolytisch), die Patienten werden ruhiger und distanzierter. Die wichtigste Substanzgruppe sind die **Benzodiazepine**.

Wirkprofil:

- angstlösend (anxiolytisch)
- beruhigend (sedierend)
- hypnotisch
- muskelerschlaffend

■ *Tranquilizer wirken angstlösend.*

Indikation:

- Angst- und Erregungszustände
- Schlafstörungen
- Entzugsunterstützung bei Alkoholikern
- Entzugsunterstützung bei Arzneimittelabhängigen
- Narkosevorbereitung
- Krampfleiden
- Krampfanfälle

Nebenwirkungen:

- Müdigkeit, Konzentrationsschwäche
- Atemdepression
- Minderung der Reaktionszeit
- möglicherweise **paradoxe Reaktion** mit Erregungszuständen (ältere Patienten)
- mögliche Ausbildung einer Abhängigkeit

Pharmaka:

Die Wirkzeit der Benzodiazepine ist unterschiedlich lange: Im folgenden steht k für kurze (6 h), m für mittlere (6-24 h) und l für lange (24 h) Wirksamkeit:

- Midazolam (Dormicum®- k)
- Triazolam (Halcion® - k)
- Flunitrazepam (Rohypnol®- m)
- Bromazepan (Lexotanil®- m)
- Oxazepam (Adumbran®, Praxiten®- m)
- Flurazepam (Dalmadorm®- l)
- Nitrazepam (Mogadan®- l)
- Clonazepam (Rivotril®- l)
- Diazepam (Valium® - l)
- Di-Kalium-Clorazepat (Tranxilium®- l)

9.1.4.   Stimulanzien

Psychoanaleptika oder Psychostimulanzien sind Medikamente zur Anregung der Psyche. Sie wirken aber nicht depressionslösend. Man unterscheidet:

- Methylxanthine (Coffein)
- Amphetamine und Verwandte

Da die Stimulanzien die Leistungsfähigkeit des Körpers nur scheinbar erhöhen, besteht bei chronischer Anwendung die Gefahr der zunehmenden körperlichen Erschöpfung. Da die Suchtgefahr groß ist, unterliegen Amphetamine dem **Betäubungsmittelgesetz**. Zwingende Indikationen sind selten.

Wirkprofil:

- Beseitigung der Müdigkeit
- Gefühl der vermehrten körperlichen Leistungsfähigkeit
- Antriebssteigerung

■ *Psychostimulanzien wirken zentral anregend.*

Indikation:

- krankhafte Schlafsucht
- Hyperkinesen im Kindesalter

■ *Die Indikation für Stimulanzien muß sehr eng gestellt werden, da Stimulanzien ein hohes Suchtpotential haben.*

Nebenwirkungen:

- Ausbildung einer Abhängigkeit
- übermäßige Gereiztheit, Schlaflosigkeit

Gebräuchliche Pharmaka:

- Captagon®
- AN 1®

9.1.5.   Lithium

Die Lithium-Salze werden zur Prophylaxe (Vorbeugung) von **affektiven Psychosen** eingesetzt. Voraussetzung für eine wirksame Prophylaxe ist eine **langfristige** Lithiumgabe über mehrere Monate. Eine regelmäßige Kontrolle des Lithium-Serumspiegels ist wegen der Gefahr einer Lithium-Vergiftung notwendig.

Pharmaka:

- Lithiumcarbonat (Hypnorex retard®)
- Lithiumsulfat (Lithium Duriles®)

Indikationen:

- Manien
- Prophylaxe affektiver Psychosen

■ *Lithium ist ein Medikament zur Langzeitprophylaxe von manisch-depressiven-Psychosen.*

Nebenwirkungen:

- Tremor (durch ß-Blocker zu beseitigen)
- gesteigerte Harnausscheidung
- Struma
- Nierenschädigungen
- Übelkeit, Durchfälle
- fötale Mißbildungen

Besonderes:

Bei einer Lithium-Vergiftung kommt es zu folgenden Symptomen:
- Erbrechen, Durchfall
- Schläfrigkeit
- Schwindel
- Muskelzuckungen, Krämpfe

Zur Vermeidung einer Überdosierung ist der Lithiumspiegel zu Beginn der Einstellung konsequent zu kontrollieren.

█ *Wegen der geringen therapeutischen Breite des Lithiums sind regelmäßige Kontrollen des Lithium-Spiegels im Serum notwendig.*

9.1.6. Carbamazepin

Carbamazepin (Tegretal®) gehört zu den krampflösenden Medikamenten und wird normalerweise bei der Behandlung der Epilepsien eingesetzt. Es kann aber auch in der Akutphase einer **Manie** eingesetzt werden und in seltenen Fällen zur Anfallsprophylaxe bei den affektiven Psychosen eingesetzt werden.

9.2. Elektrokrampfbehandlung

Bei der heute etwas seltener gewordenen Elektrokrampftherapie (**EKT**) wird durch elektrische Impulse ein Krampfanfall ausgelöst. Der Gleichstrom wird dabei über am Kopf aufsitzende Elektroden geleitet.

Die Elektrokrampftherapie muß in Kurznarkose mit Muskelrelaxation unter entsprechenden Sicherheitsvorkehrungen durchgeführt werden.

Indikation:
- medikamentenresistente, schwere endogene Depressionen
- schwere **katatone** Zustände im Rahmen einer Schizophrenie

█ *Die Elektrokrampfbehandlung ist vor allem bei katatonen Zuständen im Verlaufe einer Schizophrenie indiziert.*

9.3. Schlafentzug

Diese Therapieform hat sich insbesondere bei endogenen **Depressionen** bewährt. Die Patienten werden im Rahmen einer stationären Behandlung nachts geweckt oder stehen selbst zu Hause zu vorgegebener Zeit auf (meistens zwischen 2 und 4 Uhr morgens). Dadurch entfällt das bei melancholischen Patienten übliche Stimmungstief am Morgen. Der Effekt hält allerdings meist nur kurz an.

Indikation:
- endogene Depression

9.4. Psychotherapeutische Verfahren

Unter der Psychotherapie werden verschiedene Behandlungsformen zusammengefaßt, die zur Therapie psychischer Störungen, Verhaltensstörungen oder zur Verarbeitung von Lebensproblemen dienen. Dabei bedient sich die Psychotherapie psychologischer Mittel, die verbal oder averbal sein können. Man unterscheidet folgende wichtige **psychotherapeutische Verfahren**:
- Psychoanalyse
- Gesprächstherapie
- Verhaltenstherapie
- suggestive Verfahren
- Soziotherapie
- Beschäftigungstherapie

9.4.1. Psychoanalyse

Die Psychoanalyse befaßt sich mit dem tiefenpsychologischen Aufarbeiten von **unbewußten Konflikten**, meist aus früherer Kindheit. Der Betroffene soll dabei unbewußte Persönlichkeitsanteile entdecken, sich Konflikte bewußt machen und verarbeiten.

Die Psychoanalyse erfolgt im Rahmen eines freien Gespräches, bei dem der Patient alle Gedanken und Einfälle erzählen soll, ohne daß der Therapeut zu weit Einfluß nimmt. Dadurch sollen ins Unterbewußtsein verdrängte Konflikte deutlich werden. Eine Psychoanalyse dauert bis zu 2 Jahren und umfaßt meistens mehr als 200 Therapiestunden.

Indikationen:

- Neurosen
- Phobien
- psychosomatische Erkrankungen
- Zwangsneurosen

Bei etwa einem Drittel der Betroffenen führt die Psychoanalyse zu sehr guten Ergebnissen.

9.4.2. Gesprächstherapie

Bei der Gesprächstherapie steht das Therapeut-Patient-Gespräch im Vordergrund. Inhalt des Gespräches ist nicht die Erkrankung, sondern der Patient selbst (**klientzentrierte** Therapie). Wichtig ist hier die emotionale Hinwendung zu dem Betroffenen, durch die die Selbstentfaltung und sozialen Fähigkeiten des Patienten gestärkt werden sollen. Eine typische Technik der Gesprächstherapie ist das ruhige, bestätigende Wiederholen dessen, was der Patient gerade gesagt hat. Eine Gesprächstherapie umfaßt bis zu 20 Sitzungen mit etwa 30-60 minütiger Dauer.

Indikationen:

- Persönlichkeitsstörungen
- aktuelle Krisen und Konflikte
- niedriges Selbstwertgefühl

9.4.3. Verhaltenstherapie

Die Verhaltenstherapie versucht, ein **Fehlverhalten** durch Umlernen in ein sinnvolleres, gewünschtes Verhalten zu korrigieren. Um die neuen Verhaltensmuster dem Patienten beizubringen, bedient man sich verschiedener Methoden. Das Prinzip besteht dabei im Einüben oder Löschen bestimmter reflektorischer Verhaltensmuster durch folgende Methoden:
- operante Konditionierung
- Bio-feed-back
- systematische Desensibilisierung
- negatives Üben
- Selbstbehauptungstraining

Operantes Konditionieren

Bei der Konditionierung wird sinnvolles Verhalten durch sofortige **Belohnung** unterstützt, unerwünschtes Verhalten dagegen bestraft oder nicht beachtet.

Indikation:

- Autismus
- chronische Schizophrenie

Das sog. **Bio-feed-back** ist eine Spezialform der operanten Konditionierung. Dem Patienten werden dabei einzelne Körperfunktionen (Herzschlag, Pulsschlag) durch einen Monitor zugänglich gemacht. So soll es dem Patienten ermöglicht werden, die sonst nicht zu beobachtenden Körperfunktionen willentlich zu beeinflußen. Typisches Anwendungsgebiet sind psychosomatische Störungen wie z.B. Herzangst, Schlafstörungen, Kopfschmerz oder auch bestimmte Formen der Impotenz.

Systematische Desensibilisierung

Bei der Desensibilisierung wird der Patient in einen entspannten, angenehmen Zustand der Ruhe mit angenehmen Reizen versetzt. Dann wird er mit zunächst möglichst schwachen Angstreizen konfrontiert. Da die Angstreize mit den angenehmen Reizen unvereinbar sind, werden sie gehemmt und somit beherrschbar. Durch kontinuierliches Steigern der Angstreize erlernt der Betroffene, seine Ängste zu beherrschen. Angewandt wird das Verfahren hauptsächlich bei **Phobien**.

Negatives Üben

Beim negativen Üben (Aversionstherapie) wird das unerwünschte Verhalten mit starken unangenehmen Reizen verbunden, so daß diese „**Bestrafungen**" zu einer Aversion (Abneigung) gegen das unerwünschte Verhaltensmuster führen. Hauptanwendungsgebiete sind z.B. Stottern und auch der Alkoholismus.

Selbstbehauptungstraining

Durch das Selbstbehauptungstraining soll das Selbstwertgefühl gestärkt werden und Unsicherheiten und soziale Ängste abgebaut werden. Techniken sind z.B. Rollenspiele und Sprachübungen.

9.4.4. Suggestive Therapie

Bei den suggestiven Verfahren werden die emotionalen Tiefen des Patienten bewußt oder unbewußt beeinflußt. **Der Plazebo-Effekt** (scheinbare Wirksamkeit eines sicher unwirksamen Medikamentes) beruht beispielsweise auf Suggestion. In der Psychotherapie gängige Verfahren der Suggestion sind:

- **Hypnose**: Versetzen des Patienten in einen Dämmerzustand, erfolgversprechend bei Schlafstörungen, Neurosen und einzelnen psychosomatischen Erkrankungen

- **Autogenes Training**: konzentrierte Selbstentspannung zur Behandlung von innerer Unruhe, Schlafstörungen und verschiedenen psychosomatischen Symptomen

- **Relaxation**: aktives Erlernen von bewußter Muskelentspannung

9.4.5. Soziotherapie

Die Soziotherapie befaßt sich mit dem sozialen Umfeld und den zwischenmenschlichen Beziehungen des Patienten. Ziel der Therapie ist die möglichst vollständige Wiedereingliederung in das soziale Leben. Typische Hilfestellungen sind z.B.:

- betreutes Wohnen

- Gemeinschaftsprojekte

- Arbeitstherapie

- Beschäftigungstherapie

■ *Soziotherapie darf nicht zu „Entmündigung" der Patienten führen, sie soll vielmehr die Eigenständigkeit fördern.*

9.4.6. Beschäftigungstherapie

Bei der Beschäftigungstherapie werden handwerkliche und künstlerische Tätigkeiten der Patienten gefördert. Dadurch werden Selbstbewußtsein und Ausdauer gefördert.

9.5.   Suizidalität

Die WHO geht von ca. 500.000 Selbsttötungen weltweit pro Jahr aus. In Deutschland sterben ca. 15.000 Menschen pro Jahr. Damit ist der **Suizid** („Selbstmord") für etwa 2% der Todesfälle verantwortlich und im Alter von 25-35 Jahren die zweithäufigste Todesursache. Als **suizidal** werden Patienten bezeichnet, die als gefährdet für eine Selbsttötung gelten.

Die häufigsten Formen der Selbsttötung sind Medikamenteneinnahme, Erhängen, Aufschneiden der Pulsadern und Sturz in die Tiefe.

Ursachen:

Eine konkrete Ursache für eine erhöhte Selbstmordgefährdung ist nicht immer erkennbar. Einige Personengruppen haben allerdings eine erhöhte Suizidalität:
- Suchtkranke (Alkoholiker, Drogenabhängige)
- endogen Depressive
- Personen in akuten, schweren Krisen (Trennungen, Arbeitsplatzverluste)
- Alleinstehende
- unheilbar Kranke

Oft kommt es auch zu einem **appellativen Suizid**, der meistens nur halbherzig im Sinne eines Hilferufs durchgeführt wird und mißlingt. Er soll Aufmerksamkeit auf eine problematische persönliche Situation lenken.

Therapie:

Nach der akuten Therapie eines Suizidversuches sollte eine stationäre oder ambulante Psychotherapie stehen. Selbsthilfegruppen und Beratungsstellen können auf lange Sicht das Wiederholungsrisiko mindern. Wichtig ist die Erkennung einer möglichen Gefährdung und die offensive Krisenintervention.

9.5.1.   Präsuizidales Syndrom

Das präsuizidale Syndrom faßt eine Reihe von Beobachtungen zusammen, die auf einen psychopathologischen Zustand mit einer erhöhten **Selbsttötungsgefahr** schließen lassen:
- Einengung von Bewußtsein und Gefühlen, zunehmende Isolation
- Aggressionshemmung gegen Fremde, zunehmende Aggressionen gegen die eigene Person
- Selbstmord- und Todesphantasien

Aus diesem präsuizidalen Syndrom entwickelt sich dann die konkrete Suizidgefahr in mehreren Stufen, die sich über Monate und Jahre erstrecken können:
- Erwägung: die Selbsttötung wird als Ausweg betrachtet und erwogen
- Ambivalenz: noch bestehende Unsicherheit, Ankündigung des Suizids als Hilferuf
- Entschluß: konkrete Vorbereitung des Suizides

Gerichtliche Psychiatrie

In der gerichtlichen (forensischen) Psychiatrie steht die Frage nach der Schuldfähigkeit, der Geschäftsfähigkeit und den Möglichkeiten einer zwangsweisen Unterbringung im Mittelpunkt des Interesses. Diese Punkte sind in verschiedenen Gesetzen geregelt.

10.1. Schuldunfähigkeit

Unter bestimmten Bedingungen kann eine **Schuldunfähigkeit** im Sinne des Strafrechts vorliegen. Schuldunfähig im Sinne des Gesetzes sind diejenigen, die bei der Begehung einer Tat unfähig sind, das Unrecht der Tat einzusehen. Mögliche Gründe für eine verminderte Schuldfähigkeit oder Schuldunfähigkeit sind:

- krankhafte seelische Störungen: psychische Veränderungen durch Psychosen, Vergiftungen und Erkrankungen des ZNS
- tiefgreifende Bewußtseinsstörungen: affektive Erregung, Ermüdung und Erschöpfung (müssen zum Zeitpunkt der Tat derart intensiv gewesen sein, daß die Persönlichkeit des Patienten erheblich beeinträchtigt gewesen war)
- Schwachsinn: alle Formen geistiger Behinderung (Idiotie, Imbezillität, Debilität)
- schwere seelische Abartigkeit: Sexualstörungen, Sucht, Neurosen, Persönlichkeitsstörungen

Die Beurteilung der Schuldfähigkeit ist eine der wichtigsten Aufgaben der forensischen Psychiatrie. Aufgrund klinischer, psychiatrischer und verhaltensanalytischer Untersuchungen muß der Sachverständige die Schuldfähigkeit zum Zeitpunkt der Tat beurteilen.

10.2. Geschäftsfähigkeit

Unter **Geschäftsfähigkeit** versteht man die Fähigkeit, wirksam Rechtsgeschäfte abschließen zu können. Wenn jemand für sein Handeln selbst verantwortlich ist und das 18. Lebensjahr vollendet hat, spricht man von Geschäftsfähigkeit. Die Feststellung der Geschäftsunfähigkeit ist sehr schwierig und kann in der Psychiatrie nur bei schweren seelischen Störungen ausgesprochen werden.

Geschäftsunfähigkeit:

- nicht vollendetes 7. Lebensjahr
- nach Entmündigung wegen Geisteskrankheit
- Zustand einer nicht nur vorübergehenden Störung der Geistesfähigkeit

10.3. Zwangsweise Unterbringung

Wenn jemand eine rechtswidrige Tat im Zustand der Schuldunfähigkeit oder der verminderten Schuldfähigkeit begangen hat, kann das Gericht eine **Unterbringung** in einem psychiatrischen Krankenhaus anordnen (Unterbringungsgesetz). Das Gesetz betrifft z.B. psychisch Kranke, Geistesschwache oder Süchtige, die ohne Krankheitseinsicht sind.

Bedingungen zur Einweisung in ein psychiatrisches Krankenhaus:

- erwiesener Zustand der Schuldunfähigkeit/verminderten Schuldfähigkeit
- Gefahr, daß der Zustand des Täters weitere erhebliche rechtswidrige Taten erwarten läßt und er somit für sich oder die Allgemeinheit gefährlich ist (Eigen- oder Fremdgefährdung)

Bei Unterbringung gegen den Willen der betroffenen Person muß spätestens am folgenden Tag bis 24 Uhr die Unterbringung durch das zuständige Amtsgericht angeordnet werden.

■ *Prognose über die Schuldfähigkeit des Täters erstellt der Sachverständige, Prognose über Gefährlichkeit stellt der Richter.*

Bei Flucht eines verurteilten Geisteskranken sind zu verständigen:

- Polizei
- Staatsanwaltschaft

Die Krankenschwester sollte sich um die Verständigung der Polizei, der Arzt um die Mitteilung an die Staatsanwaltschaft kümmern.

10.4. Betreuung

Am 1.1.1992 ist das **Betreuungsrecht** in Kraft getreten und hat damit die **Entmündigung** und Gebrechlichkeitspflegschaft abgeschafft. Das neue Recht soll die Betroffenen besser schützen, z.B. durch die Verpflichtung zur regelmäßigen Überprüfung der getroffenen Entscheidungen.

Eine **Betreuung** wird angeordnet, wenn der betreffende Volljährige seine Angelegenheiten aufgrund einer psychischen Erkrankung, geistigen oder seelischen Behinderung, körperlichen Erkrankung ganz oder teilweise nicht mehr besorgen kann. Den Betreuer (z.B. einen Einzelbetreuer, Verein, kirchliche Einrichtungen oder eine Behörde) bestellt das **Vormundschaftsgericht**.

Voraussetzungen zur Anordnung einer Betreuung:

- Volljährigkeit des Betroffenen
- Unfähigkeit des Betroffenen, seine Angelegenheiten zu besorgen
- keine anderen Möglichkeiten der Hilfe (Familie, Nachbarn...)

Eine Einwilligung des Betroffenen zur Betreuung ist nicht notwendig. Nach spätestens 5 Jahren muß die Entscheidung des Vormundschaftsgerichtes geprüft werden, evtl. mit:

- persönlicher Anhörung des Betroffenen
- Einholung eines Sachverständigengutachtens
- Anhörung des Betreuers

■ *Spätestens 5 Jahre nach dem ersten Erlaß muß das Gericht über eine Verlängerung entscheiden.*

In Abhängigkeit von dem Ausmaß der Betreuung ist die Geschäftsfähigkeit vollständig erhalten, eingeschränkt erhalten oder aber völlig verloren. Dies gilt dann, wenn der Betreuer vollständig die Regelungen aller Angelegenheiten übernehmen muß.

Gründe für die Einrichtung einer Betreuung:

- Verschwendungssucht mit Gefahr des Notstandes für sich selbst oder die Familie
- Verlust der Fähigkeit, seine Angelegenheiten zu erledigen
- Trunk- und Rauschgiftsucht mit der Gefahr des Notstandes für sich oder die Familie sowie der Gefährdung anderer bzw. dem Unvermögen, seine Angelegenheiten zu erledigen

■ *Die Betreuung ist aufzuheben, wenn der Grund der Betreuung entfällt. Betreuung bedeutet gleichzeitig Geschäftsunfähigkeit.*

11 Psychosomatische Erkrankungen

Die Psychosomatik ist die Lehre vom Einfluß des seelischen Erlebens auf organische Krankheiten. Sie befaßt sich mit organisch faßbaren Erkrankungen, die psychisch aus- bzw. teilausgelöst oder verstärkt sind. Im folgenden soll ein kurzer Überblick über die häufigsten Erkrankungen des psychosomatischen Formenkreises gegeben werden. Zu den klassischen psychosomatischen Erkrankungen gehören:

- Asthma bronchiale (umstritten)
- Morbus Crohn
- Colitis ulcerosa
- Herzneurose
- Anorexia nervosa
- Bulimie
- Hyperventilation
- Endogenes Ekzem

Ursachen:

Nach dem Freud'schen **Konfliktmodell** ist die Ursache psychosomatischer Erkrankungen ein Konflikt. Durch die Ausbildung psychosomatischer Symptome erzielt der Konflikt eine Lösung, den sog. **Krankheitsgewinn**.

Nach Alexander finden unbewußte psychische Konflikte kein direktes Ventil, sondern äußern sich in chronischen, vegetativen Störungen. Sind die Konflikte eher aggressiver Natur, soll das sympathische Nervensystem betroffen sein (essentielle Hypertonie). Bei passiven Konflikten (Vernachlässigung, Wunsch nach emotionaler Zuwendung) kann es zu Asthma oder den Erkrankungen des Verdauungstraktes kommen.

11.1. Asthma bronchiale

Das Asthma bronchiale ist eine **komplexe** Erkrankung des Atmungsapparates. Es kommt zu anfallsweiser Atemnot aufgrund eines hyperreaktiven Bronchialsystems. Neben entzündlichen und allergischen Auslösefaktoren werden vor allem auch psychische Faktoren verantwortlich gemacht.

Klinik:

- schwere Atemnot
- Pfeifen bei der Ausatmung
- verlängerte Exspiration
- Angst und innere Unruhe
- ggf. Schweiß auf der Stirn

■ *Vor allem für die Auslösung der einzelnen asthmatischen Anfälle werden psychosomatische Faktoren verantwortlich gemacht.*

Therapie:

- Allergenkarenz
- beta-Rezeptor-Stimulatoren (Erweiterung der Bronchienmuskulatur)
- Kortikosteroide (Cortison)
- Antibiose bei Infektasthma

Da beim Asthma die entzündlichen und allergischen Ursachen im Vordergrund stehen, wird es von vielen Autoren nicht mehr in den psychosomatischen Formenkreis eingeordnet.

11.2. Morbus Crohn

Der Morbus Crohn ist eine entzündliche Erkrankung hauptsächlich des Kolons und distalen Ileums. Der M. Crohn verläuft schubweise, wobei vor allem die Auslösung der Schübe psychosomatisch bedingt ist.

Klinik:

- Unterbauchschmerzen
- Fieber
- Gewichtsverlust

Komplikationen:

- Fistelausbildung (zur Haut, Scheide, Anus oder Darm)
- Ileus
- Durchbruch

Therapie:

- konservativ mit Medikamenten
- chirurgisch bei Komplikationen

11.3. Colitis ulcerosa

Die Colitis ist eine entzündliche Erkrankung vor allem von Rektum und Dickdarm. Bei der Colitis ulcerosa ist die Gefahr der malignen Entartung gegeben (nach 20 Jahren knapp 40%). Die psychosomatische Komponente wird hier stärker in den Vordergrund gerückt als beim Crohn. Als auslösende Ursachen werden plötzliche Verluste der Eltern sowie ausgeprägte emotionale Bindungen an die meist dominante Mutter, die nicht adäquat verarbeitet werden können, diskutiert.

Klinik:

- blutig-schleimige Stühle
- wäßriger Stuhl bei Befall des Kolons
- Lethargie (durch Eiweiß- und Flüssigkeitsverlust)
- Bauchkrämpfe

Komplikationen:

- bösartige Veränderung
- toxisches Megakolon

Therapie:

- chirurgisch (Kolon- und Rektumentfernung)
- medikamentös bei gleichzeitiger enger Überwachung

■ *Colitis ulcerosa und Morbus Crohn sind klassische psychosomatische Erkrankungen.*

11.4. Herzneurose

Die Herzneurose äußert sich in anfallsartigen Herzbeschwerden mit Todesangst. Es kommt zu Tachykardien, Beklemmungsgefühlen und Herzstolpern. Ursache sind häufig Trennungskonflikte.

11.5. Anorexia nervosa

Bei der Magersucht besteht ein überzogener Wunsch nach Gewichtsverlust. Betroffen sind vor allem junge Frauen in der Pubertät, ursächlich ist ein falsches Schlankheitsideal oder die Ablehnung der Rolle als Frau. Es kann mitunter zu einem **extremen Gewichtsverlust** mit erheblichen körperlichen Begleiterscheinungen bis hin zum Tod kommen (Exsiccose, Elektrolytverschiebungen).

11.6. Bulimie

Bei der Bulimie kommt es zu extremen Anfällen von **Eßsucht** (Heißhunger), gefolgt von kurz darauf folgendem **Erbrechen**. Die Ursachen sind ähnlich denen der Anorexia nervosa.

11.7. Hyperventilation

Bei der Hyperventilation kommt es durch das zu schnelle Atmen zu einem Mangel an Kohlendioxid im Blut und dadurch zu einem Anstieg des Blut-pH. Folge ist ein Abfall der freien Kalziumkonzentration mit den typischen Symptomen einer **Hyperventilationstetanie**:

- Kribbeln um den Mund und an den Händen
- Pfötchenstellung
- vermeintliche Atemnot, Herzklopfen

Die Ursachen sind meistens psychogen (Angst, Versagensängste).

Therapie des akuten Anfalles:

- Rückatmung in eine Plastiktüte
- Sedierung durch Benzodiazepine
- Psychotherapie

Psychosomatische Erkrankungen sind organisch faßbare Erkrankungen, die psychisch aus- bzw. teilausgelöst oder verstärkt sind. Die Zuordnung zum psychosomatischen Formenkreis ist dabei umstritten. Während die Anorexia nervosa und Bulimie als klassische psychosomatische Erkrankungen gelten, ist z.B. das Asthma oder die Colitis umstritten, da hier auch viele andere Faktoren bei der Krankheitsentstehung eine Rolle spielen.

FRAGENSAMMLUNG

Anatomisch-physiologische Grundlagen

1. Aus welchen Teilen besteht der Hirnstamm?
2. Wo liegen graue und weiße Substanz in Hirn und Rückenmark?
3. Wo befindet sich die Sehrinde?
4. Von wo aus gehen bewußte Befehle an die Muskeln?
5. Was ist der Unterschied zwischen sensorischer und motorischer Aphasie?
6. Welche Aufgabe hat der Hypothalamus?
7. Nennen Sie die drei Hirnhäute.
8. Welches sind die zwei wesentlichen Arterien zur Versorgung des Gehirns.
9. Was versteht man unter dem „Circulus cerebri willisii"?
10. Nennen Sie mindestens drei große venöse Blutleiter des Gehirns.
11. Zeichnen Sie einen schematischen Querschnitt des Rückenmarks.
12. Wo befindet sich der Spinalnerv?
13. Beschreiben Sie die wesentlichen Merkmale von Eigen- und Fremdreflexen, und nennen Sie jeweils ein Beispiel.
14. Erläutern Sie die Anordnung der Ventrikel.
15. Nennen Sie Bildungsort und Resorptionsort des Liquors.
16. Welchen Effekt hat eine Stimulierung des N. Vagus?
17. In welche Anteile gliedert sich das vegetative Nervensystem?
18. Nennen Sie mindestens fünf Wirkungen des Sympathikus.
19. Welches ist der Überträgerstoff des Sympathicus?
20. Welche Vorgänge spielen sich bei emotionaler Erregung und Streß ab?
21. Wie findet die Informationsübertragung an der Synapse statt?

Neurologische Untersuchungsmethoden

22. Nennen Sie typische klinische Symptome, die auf eine neurologische Erkrankung hinweisen.
23. Nennen Sie mindestens 3 Hirnnerven und beschreiben Sie die Symptome bei einer Schädigung derselben.
24. Was ist eine Muskelatrophie, welche Ursachen kann sie haben?
25. Was sind Hyperkinesien?
26. Was ist ein Rigor?
27. Wie unterscheiden sich zentrale und periphere Lähmung?
28. Beschreiben Sie zwei Koordinationsprüfungen. Die Funktion welches Hirnareals prüft man damit?
29. Worauf achtet man bei den Reflexprüfungen?
30. Führen Sie zwei Unterschiede zwischen Eigen- und Fremdreflexen auf.
31. Geben Sie je ein Beispiel für einen Eigen- und Fremdreflex.
32. Beschreiben Sie einen pathologischen Reflex.
33. Welche Abstufungen der Bewußtseinsstörungen gibt es?
34. Bei welchen Krankheitsbildern spielt die Untersuchung des Liquors eine große Rolle?
35. Was ist die Domäne des EEG?
36. Was ist ein EMG, wann wird es eingesetzt?
37. Nennen Sie ein Anwendungsgebiet der evozierten Potentiale.
38. Was ist eine Kernspintomographie, wann wird sie eingesetzt?
39. Welche Untersuchung würden Sie bei chronischem, stetig zunehmendem Kopfschmerz anordnen?
40. Welche Untersuchung dient zur Diagnose einer peripheren Nervenschädigung?

Hirnschäden und Mißbildungen

41. Nennen Sie einige Ursachen von frühkindlichen Hirnschädigungen.
42. Welche Medikamente können zu einer frühkindlichen Schädigung führen?
43. Welche Folgen hat ein chron. Alkoholismus für das Ungeborene?
44. Was ist eine Syringomyelie?
45. Wie wird ein Hydrozephalus therapiert?

Verletzungen des Gehirns

46. Was ist das Leitsymptom einer Schädelbasisfraktur?
47. Welches ist das Kriterium zur Schweregradeinteilung des Schädel-Hirn-Traumas.
48. Nennen Sie zwei Leitsymptome der Gehirnerschütterung.
49. Wie erfolgt die Therapie des schweren Schädel-Hirn-Traumas?
50. Nennen Sie zwei Symptome der zunehmenden Hirnkompression.
51. Wo kann eine traumatische Hirnblutung lokalisiert sein?
52. Welches ist die häufigste Ursache des akuten epiduralen Hämatoms?
53. Nennen Sie typische Symptome des chronischen subduralen Hämatoms.
54. Nennen Sie eine mögliche Spätfolge eines Schädel-Hirn-Traumas.

Tumoren des Gehirns

55. Was versteht man unter Hirndruck?
56. Welche Folgen kann ein zunehmender Hirndruck haben?
57. Was ist ein Hirnödem?
58. Nennen Sie Kriterien des Hirntodes.
59. Nennen Sie drei typische Symptome eines Hirntumors.
60. Nennen Sie einen gutartigen Hirntumor.
61. Nennen Sie mögliche Symptome eines hormonaktiven Hypophysentumors.
62. Welches ist der bösartigste Hirntumor?
63. Von welchem Primärtumor können Hirnmetastasen stammen? Nennen Sie mindestens einen.

Gefäßerkrankungen

64. Nennen Sie die wichtigsten Ursachen der zerebralen Durchblutungsstörungen.
65. Was liegt einem Hirninfarkt zugrunde?
66. Was liegt einem blutigen Schlaganfall zugrunde?
67. Wie erfolgt die Diagnostik des Schlaganfalls?
68. Nennen Sie die typischen Symptome eines Hirninfarktes.
69. Was ist der Unterschied einer TIA zum Hirninfarkt?
70. Nennen Sie Häufigkeiten, Therapie und Prognose der beiden Schlaganfallarten.
71. Welches ist das Leitsymptom der Ruptur eines Hirnbasisaneurysmas?
72. Was ist ein Angiom?

Entzündliche Erkrankungen

73. Nennen Sie zwei Leitsymptome und einen möglichen Erreger der akuten eitrigen Meningitis.
74. Was ist eine Enzephalitis?
75. Nennen Sie mindestens einen Erreger der Encephalitis.
76. Nennen Sie zwei Ursachen eines Hirnabszesses.
77. Wie erfolgt die Übertragung der Creutzfeldt-Jakob-Krankheit?
78. Wie verläuft die Creutzfeldt-Jakob-Krankheit?
79. Wo tritt die FSME am häufigsten auf, wer ist der Überträger?
80. Nennen Sie die wirksamste Prophylaxe gegen Poliomyelitis.
81. Was ist die Gürtelrose, welche Strukturen betrifft sie, mit welchem Virus ist der Erreger identisch?
82. Was passiert bei der Multiplen Sklerose?
83. Nennen Sie einige Symptome der Multiplen Sklerose.
84. Wie erfolgt die Therapie des akuten Schubes einer Multiplen Sklerose?

Anfallsleiden

85. Was versteht man unter einer Epilepsie?
86. Nennen Sie mindestens drei Ursachen, die einen Krampfanfall auslösen können.
87. Wie unterscheiden sich generalisierte von fokalen Krampfanfällen?
88. Was ist ein symptomatischer Krampfanfall?
89. Schildern Sie den Ablauf eines klassischen Grand-mal-Anfalls.
90. Was sind Petit mal-Anfälle, in welchem Lebensabschnitt treten sie vor allem auf?
91. Nennen Sie zwei Petit mal-Anfälle.

92. Wie ist die Therapie des akuten Grand mal-Anfalls?
93. Führt ein Krampfleiden zur Minderbegabung?
94. Wie zeigen sich die psychomotorischen Krampfanfälle?
95. Welche Ratschläge sollten einem Epileptiker für das tägliche Leben mit auf den Weg gegeben werden?

Degenerative Erkankungen

96. Was sind degenerative Erkrankungen des Gehirns?
97. Wie unterscheiden sich diffuse Hirnatrophien von Systematrophien des Gehirns?
98. Nennen Sie mindestens 2 Ursachen einer diffusen Hirnatrophie.
99. Wann beginnt etwa die Alzheimer-Demenz?
100. Nennen Sie mindestens zwei Systematrophien.
101. Welcher Bereich ist beim M. Pick betroffen?
102. Welcher Bereich des Gehirns ist beim M. Parkinson betroffen?
103. Nennen Sie die drei Hauptsymptome der Parkinson'schen Krankheit.
104. Wo setzt die Therapie der Parkinson'schen Krankheit an?
105. Nennen Sie die typischen Symptome bei der Chorea Huntington.
106. Was ist die amyotrophe Lateralsklerose?
107. Nennen Sie eine Situation, unter der es zu einem Durchgangssyndrom kommen kann.

Kopfschmerzerkrankungen

108. Was ist das Leitsymptom der Migräne?
109. Beschreiben Sie eine typische Trigeminusneuralgie.
110. Was ist die Arteriitis temporalis?

Erkrankungen des Rückenmarks

111. Nennen Sie die typischen Hauptsymptome eines Querschnittsyndroms.
112. Nennen Sie drei Prozesse, die zu einer Raumforderung im Rückenmark führen können.
113. In welchem Segment der Wirbelsäule kommt es häufig zu Bandscheibenvorfällen?
114. Nennen Sie einige Symptome eines akuten Bandscheibenvorfalls.
115. Wie werden leichte Bandscheibenvorfälle behandelt?
116. Nennen Sie zwei Behandlungsverfahren eines akuten Bandscheibenvorfalls.
117. Wie wird ein Schleudertrauma der HWS behandelt?

Erkrankungen des peripheren Nervensystems

118. Nennen Sie ein typisches Symptom einer peripheren Fazialisparese.
119. Beschreiben Sie die motorischen Ausfälle der Ulnaris-, Medianus- und Radialis-schädigungen.
120. Welches ist das Leitsymptom der Peronäusparese?
121. Was ist eine Polyneuropathie, nennen Sie mögliche Auslöser.
122. Was ist ein Dermatom?
123. Worin unterscheiden sich bezüglich ihrer klinischen Symptome Wurzelschäden von Polyneuropathien?
124. Nennen Sie typische Beschwerden bei einer Polyneuropathie.
125. Wie sind die Erfolgsaussichten einer Therapie bei Polyneuropathie?
126. Kann der periphere Nerv komplett regenerieren nach einer Durchtrennung?

Erkrankungen der Muskulatur

127. Was sind Myopathien?
128. Was sind Muskeldystrophien, nennen Sie mögliche Ursachen.
129. Was sind Myotonien?
130. Was ist die Myasthenia gravis?
131. Nennen Sie ein Leitsymptom der Myasthenie.
132. Nennen Sie eine mögliche Ursache einer symptomatischen Myopathie.

Psychiatrische Anamnese

133. Was ist eine Eigen-, Fremd- und Familienanamnese?
134. Wieso ist die Erhebung einer Fremdanamnese in der Psychiatrie wichtig?
135. Erklären Sie die Begriffe Psychiatrie, Psychologie und Psychosomatik.
136. Worin liegt der Unterschied zwischen einem Symptom und einem Syndrom?
137. Was wird mit einem objektiven, was mit einem projektiven Test gemessen?

Psychiatrische Symptome

138. Nennen Sie einige qualitative Bewußtseinsstörungen.
139. Nennen Sie einige Formen der Orientierungsstörungen.
140. Nennen Sie ein Beispiel für eine akustische Halluzination.
141. Wie unterscheiden sich Halluzination und Illusion?
142. Was sind formale Denkstörungen? Nennen Sie mindestens eine.
143. Was sind inhaltliche Denkstörungen. Nennen Sie mindestens eine.
144. Nennen Sie je ein Beispiel für eine Wahnwahrnehmung und einen Wahneinfall.
145. Was ist ein Zwang?
146. Geben Sie ein Beispiel für einen Zwang.
147. Geben Sie ein Beispiel für eine typische Ich-Störung.
148. Was ist eine Ideenflucht? Für welches Krankheitsbild ist sie typisch?
149. Für welches Krankheitsbild sind Wahnvorstellungen typisch?
150. Nennen Sie ein Beispiel für einen inadäquaten Affekt.
151. Was ist eine Antriebsstörung?

Organische Psychosen

152. Wie unterscheiden sich endogene von exogenen Psychosen?
153. Nennen Sie mindestens 2 Erkrankungen, bei denen es zu einer organischen Psychose kommt.
154. Welches ist das Leitsymptom einer organischen Psychose?

Endogene Psychosen

155. Welche Erkrankungen gehören zu den endogenen Psychosen?
156. Nennen Sie begünstigende Faktoren für die Ausbildung einer Schizophrenie.
157. Was ist eine Double-bind-Situation?
158. Nennen Sie mindestens zwei Grundsymptome einer Schizophrenie.
159. Nennen Sie ein Beispiel für einen Beziehungswahn.
160. Nennen Sie zwei Unterformen der Schizophrenie mit ihrem jeweils herausragenden Symptom.
161. Wie verläuft die Schizophrenie, wie ist die Prognose?
162. Welche Medikamentengruppe kommt bei der Schizophrenie zum Einsatz?
163. Welche ergänzende Therapieverfahren werden bei der Schizophrenie eingesetzt?
164. Was ist eine katatone Verlaufsform der Schizophrenie?
165. Was versteht man unter einem Residualzustand bei der Schizophrenie?
166. Was ist eine affektive Psychose?
167. Was ist eine Involutionsdepression?
168. Nennen Sie mögliche Ursachen einer endogenen Depression.
169. Nennen Sie typische Symptome einer endogenen Depression.
170. Wieso heißt die Erkrankung manisch-depressive Psychose?
171. Nennen Sie Symptome der Manie.
172. Wie wird die Depression medikamentös behandelt?
173. Welche Therapieformen stehen bei der schweren Depression außer den Medikamenten noch zur Verfügung?
174. Beschreiben Sie das typische Verhalten eines Manikers.
175. Sind Maniker geschäftsfähig?
176. Wie wird der akute manische Schub behandelt?
177. Wie verhalten sich manische und depressive Schübe bei der Zyklothymie?
178. Was ist eine schizoaffektive Psychose?
179. Was versteht man unter Querulantenwahn?

Neurosen und Persönlichkeitsstörungen

180. Wie kann man sich die Entstehung einer Neurose erklären? Was ist die Hauptursache?
181. Beschreiben Sie die typischen Phasen der kindlichen Triebentwicklung nach Freud.
182. Nennen Sie drei typische Abwehrmechanismen zur Bewältigung eines Konfliktes.
183. Nennen Sie typische Neurosesymptome.
184. Worin unterscheiden sich Angst und Phobie?
185. Was ist Klaustrophobie?
186. Was ist eine Zwangsneurose?
187. Nennen Sie Symptome einer hysterischen Neurose.
188. Was ist Hypochondrie?
189. Was ist eine Herzphobie?
190. Was sind Persönlichkeitsstörungen?
191. Was zeichnet Querulanten aus?
192. Was ist eine hyperthyme Persönlichkeit?
193. Nennen Sie Charaktereigenschaften des Anankasten.
194. Was ist eine schizoide Persönlichkeit?

Sexuelle Störungen

195. Was sind funktionelle Störungen?
196. Nennen Sie Ursachen der funktionellen Störungen des Mannes?
197. Was ist die Impotentia generandi?
198. Was ist die Impotentia coeundi?
199. Welche Ursache hat eine Impotenz beim Mann in den meisten Fällen?
200. Wie äußern sich funktionelle Störungen bei der Frau?
201. Definieren Sie den Begriff Perversion.
202. Was ist Fetischismus?
203. Was ist Sodomie?
204. Was ist Pädophilie?
205. Wie nennt man die sexuelle Erregung in Zusammenhang mit Leichen?

Schwachsinn und Verblödung

206. Wie unterscheiden sich Schwachsinn und Verblödung?
207. Welche Abstufungen des Schwachsinns gibt es, woran werden sie gemessen?
208. Nennen Sie zwei Ursachen der Demenz.
209. Wo liegt der normale IQ?
210. Welche Arbeiten und Berufe sind in der Imbezillität möglich?

Mißbrauch und Abhängigkeit

211. Nennen Sie mögliche Ursachen eines Mißbrauches.
212. Nennen Sie drei Kriterien einer Sucht nach WHO.
213. Nennen Sie mindestens vier Typen der Abhängigkeit.
214. Welche Bedeutung hat der Alkoholismus in der Gesellschaft?
215. Was ist mit dem sog. Kontrollverlust beim Trinken gemeint?
216. Was versteht man unter psychischer, was unter physischer Abhängigkeit?
217. Welche Organe können beim chronischen Alkoholgenuß erkranken?
218. Welche Medikamente können zur Abhängigkeit führen?
219. Wieso ist das Heroin so gefährlich?
220. Welche Auswirkungen hat Kokain, welche LSD?
221. Wie ist die Langzeitprognose der Heroinabhängigkeit einzuschätzen?
222. Wie stehen Sie zu einer Freigabe der harten Drogen, diskutieren Sie Für und Wider.
223. Was ist zum Haschisch zu sagen?
224. Wie sehen Sie die Ursache der zunehmenden Drogenprobleme?

Therapieformen in der Psychiatrie

225. Welche Psychopharmakagruppen finden in der Psychiatrie Anwendung?
226. Wie wirken Neuroleptika?

227. Nennen Sie eine typische Nebenwirkung der Neuroleptika
228. Wann sind Antidepressiva indiziert?
229. Wann werden Tranquillanzien verabreicht?
230. Was ist eine paradoxe Reaktion auf Benzodiazepine?
231. Nennen Sie jeweils ein Medikament aus der Gruppe der Neuroleptika und Antidepressiva.
232. Bei welcher Erkrankung wird das Lithium eingesetzt?
233. Wann kann eine Elektrokrampfbehandlung sinnvoll sein?
234. Wann wird der Schlafentzug eingesetzt?
235. Nennen Sie einige Verfahren der Psychotherapie.
236. Worauf fußt die Psychoanalyse nach Freud?
237. Was versteht man unter operanter Konditionierung?
238. Welches sind die Aufgaben der Soziotherapie?

Gerichtliche Psychiatrie

239. Nennen Sie mögliche Gründe für eine Schuldunfähigkeit.
240. Welche Bedingungen müssen für eine Zwangseinweisung vorliegen?
241. Wann kann eine Betreuung angeordnet werden?

Psychosomatik

242. Was ist Psychosomatik?
243. Nennen Sie drei Erkrankungen aus dem psychosomatischen Formenkreis.
244. Nennen Sie Ursachen der Anorexia nervosa.
245. Was ist die Bulimie?

Stichwortverzeichnis